머리말

　인생을 돌아본다는 것은 자신의 인생에 대한 희로애락을 음미하는 일이기도 하고 재평가할 수 있는 기회이기도 합니다. 노년기에는 자신의 인생을 자연스럽게 되돌아보게 되는데, 자신의 삶이 최선을 다해 노력한 삶이었다고 생각하며 자신을 긍정적으로 평가할 때 남은 인생에 대해서도 자연스럽게 받아들이게 됩니다. 그러나 과거의 생이 불만스럽거나 실패했다고 생각하는 경우, 또는 남은 시간이 부족하다고 생각하는 경우 절망감을 가지게 됩니다. 따라서 자신의 삶을 돌아보고 즐거웠던 추억을 회상하며 자신의 삶을 가치 있게 생각하는 것은 노년기의 매우 중요한 과제입니다.

자신의 인생을 돌아보고 과거의 경험 중에서 의미 있는 것에 대해 떠올리는 회상은 과거의 자신과 현재의 자신을 연결해 줍니다. 치매 노인의 경우에도 최근 일을 잘 기억하지 못하는데 비해 오래 전 기억은 비교적 잘 기억하므로, 회상 프로그램은 치매 노인에게도 큰 즐거움을 줍니다. 지나간 일을 자랑스럽게 회상하는 활동으로 자존감이 높아지기도 하며, 우울감에서 벗어날 수도 있습니다. 또한 노년기의 자신에 대해 새로운 정체감을 만들 수도 있습니다.

이 책은 "회상"이라는 테마를 바탕으로 기획되었습니다. 특히 어린 시절 즐겁게 놀았던 추억의 놀이나 취미와 연관된 그림들은 보는 것만으로도 흐뭇한 미소를 머금게 합니다. 이 책은 추억놀이와 관련한 회상 질문에 답하면서 추억을 반추해보며, 추억놀이와 관련된 소재로 인지 활동지를 풀어 보실 수 있게 구성되어 있습니다. 또 같은 주제의 그림을 색칠하면서 어린 시절의 즐거웠던 기억에 오래 머무르실 수 있도록 구성되어 있습니다.

이 책을 통해 노년기에 있는 많은 분들이 어린 시절 추억놀이를 떠올리며 즐거움과 훈훈함을 느껴보시기를 기대합니다.

저자 윤 소 영

목차

이 책의 활용법 ·················· 4
회상·인지활동 + 추억 색칠하기 ········ 7
  새끼줄 기차놀이 회상/인지활동 ·········· 8
  새끼줄 기차놀이 색칠하기 ············· 9
  공기놀이 회상/인지활동 ·············· 10
  공기놀이 색칠하기 ················ 11
  비석치기 회상/인지활동 ·············· 12
  비석치기 색칠하기 ················ 13
  돼지 오줌보 차기 회상/인지활동 ········· 14
  돼지 오줌보 차기 색칠하기 ············ 15
  만화책 회상/인지활동 ··············· 16
  만화책 색칠하기 ················· 17
  풀싸움 회상/인지활동 ··············· 18
  풀싸움 색칠하기 ················· 19
  소독차 회상/인지활동 ··············· 20
  소독차 색칠하기 ················· 21
  고무신 어항 회상/인지활동 ············ 22
  고무신 어항 색칠하기 ··············· 23
  콩서리 회상/인지활동 ··············· 24
  콩서리 색칠하기 ················· 25
  깡통차기 회상/인지활동 ·············· 26
  깡통차기 색칠하기 ················ 27
  이불 그네 회상/인지활동 ············· 28
  이불 그네 색칠하기 ················ 29
  고무신 차기 회상/인지활동 ············ 30
  고무신 차기 색칠하기 ··············· 31
  리어카 놀이 회상/인지활동 ············ 32
  리어카 놀이 색칠하기 ··············· 33
  소꿉놀이 회상/인지활동 ·············· 34
  소꿉놀이 색칠하기 ················ 35
  아카시아 파마 회상/인지활동 ··········· 36
  아카시아 파마 색칠하기 ·············· 37
  정월대보름 회상/인지활동 ············· 38
  정월대보름 색칠하기 ··············· 39

연날리기 회상/인지활동 ······················ 40
연날리기 색칠하기 ························· 41
고드름 회상/인지활동 ······················ 42
고드름 색칠하기 ··························· 43
곤충 채집 회상/인지활동 ··················· 44
곤충 채집 색칠하기 ························ 45
두꺼비집 만들기 회상/인지활동 ············· 46
두꺼비집 만들기 색칠하기 ·················· 47
굴렁쇠 굴리기 회상/인지활동 ··············· 48
굴렁쇠 굴리기 색칠하기 ···················· 49
동대문 놀이 회상/인지활동 ················· 50
동대문 놀이 색칠하기 ······················ 51
실뜨기 회상/인지활동 ······················ 52
실뜨기 색칠하기 ··························· 53
홀짝 놀이 회상/인지활동 ··················· 54
홀짝 놀이 색칠하기 ························ 55
산딸기 회상/인지활동 ······················ 56
산딸기 색칠하기 ··························· 57
오징어 게임 회상/인지활동 ················· 58
오징어 게임 색칠하기 ······················ 59
무궁화꽃이 피었습니다 회상/인지활동 ······ 60
무궁화꽃이 피었습니다 색칠하기 ··········· 61
기차 여행 회상/인지활동 ··················· 62
기차 여행 색칠하기 ························ 63
다방 회상/인지활동 ························ 64
다방 색칠하기 ····························· 65
박 터트리기 회상/인지활동 ················· 66
박 터트리기 색칠하기 ······················ 67

추억 회상일기 ·······························69

추억 회상일기 쓰는 법 ····················· 70
추억 회상일기 ····························· 71
추억 회상일기 ····························· 72

오늘의 기억 ································73

정답지 ····································77

이 책의 활용법

이 책은 추억의 놀이나 취미와 관련된 그림을 테마로 회상 질문, 인지활동 문제, 색칠하기로 구성되어 있습니다.

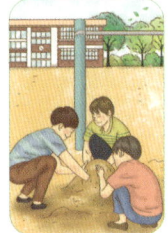

회상
- 두꺼비집 만들기 놀이는 어떻게 하는 놀이인가요?
- 두꺼비집을 만들 때 불렀던 노래를 적거나 불러 보세요.
- 두꺼비집은 주로 어디에서 만드셨나요?

왼쪽 페이지 제일 위에는 추억놀이를 회상할 수 있는 그림과 함께 회상 질문을 실어두었습니다. 제시된 질문에 답을 해보면서 과거의 추억을 떠올려보세요.

인지 활동
1. 단어 이름에 '두'나 '비'가 사용된 단어를 찾아 ○ 해 보세요.
2. 그림 아래에 이름을 적거나 이야기해 보세요.

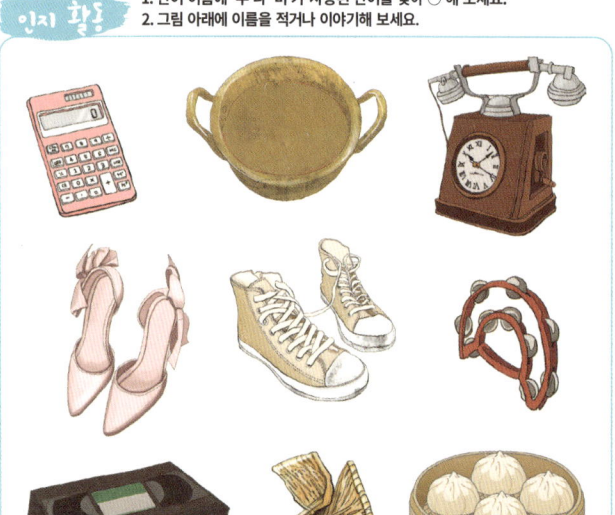

왼쪽 페이지 아래에 있는 인지활동 문제는 집중력, 언어능력, 판단력, 수계산력 다양한 유형의 인지 문제들로 구성되어 있습니다. 문제들은 회상 그림과 연계된 소재로 구성되어 있어 문제를 풀면서 주제에 대한 흥미와 집중력도 높일 수 있습니다.

오른쪽 페이지에는 추억놀이 그림을 색칠할 수 있는 그림들이 실려 있습니다. 왼쪽 페이지 그림을 보고 따라 색칠해도 좋고, 자유롭게 색칠해도 됩니다.

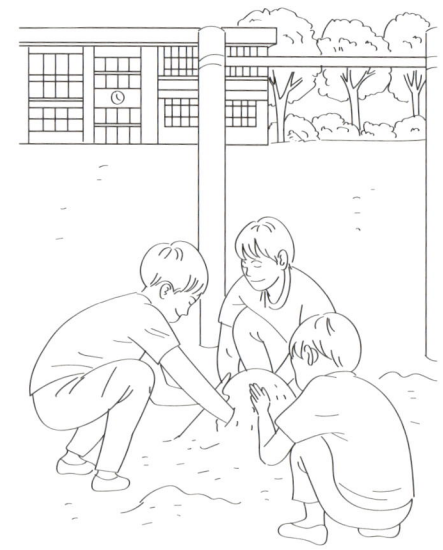

이 책의 활용법

이 책은 <추억놀이 회상카드>나 <노인회상 이야기카드>를 함께 활용하면 다양한 회상 프로그램으로 운영이 가능합니다.

<추억놀이 회상카드> <노인회상 이야기카드>

이 카드는 치매예방과 기억력 향상을 위해 노인들이 과거를 회상할 수 있는 추억놀이 그림 48장으로 구성되어 있다. 추억놀이 회상카드를 보며 과거의 즐거운 경험을 떠올리고 공유하게 하는 활동은 노년기의 정서적 안정, 자존감 향상, 기억력 향상, 사회적 상호작용능력 향상을 돕는 일이다. 박스 구성으로 보관하기 쉬우며, 상담, 집단활동 등에 다양하게 활용할 수 있다.

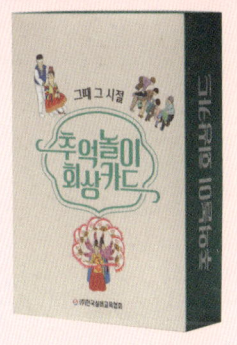 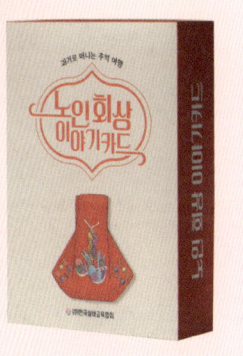

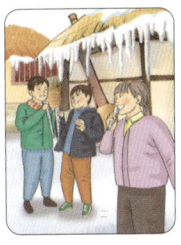 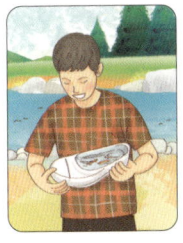 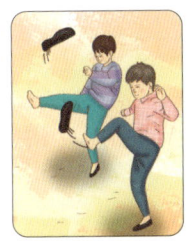 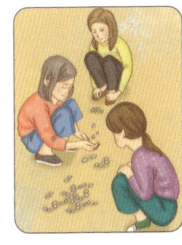 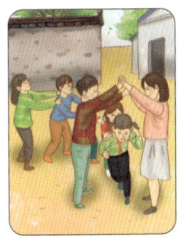 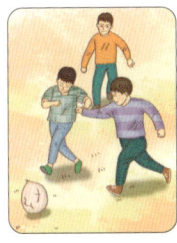

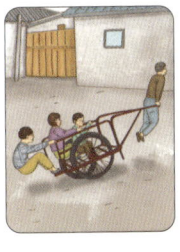 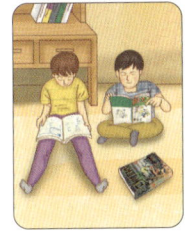 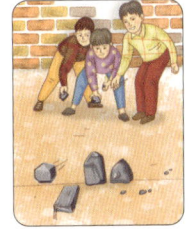 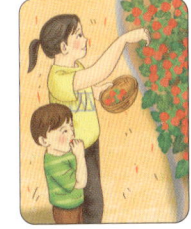 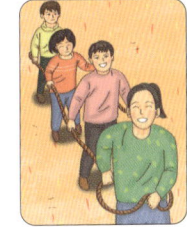 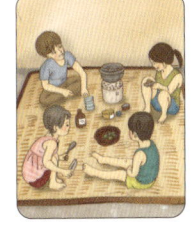

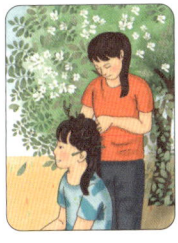 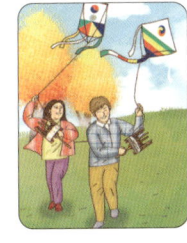 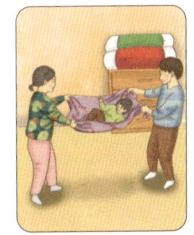 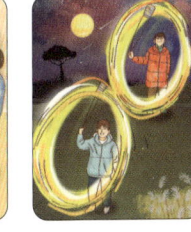 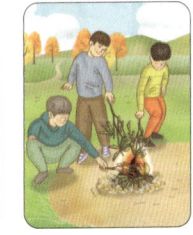 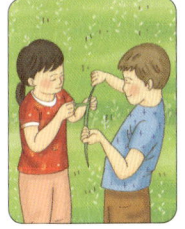

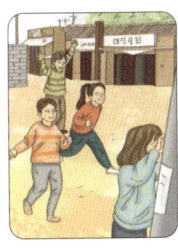 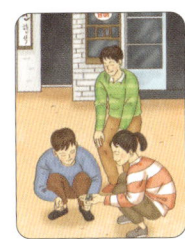 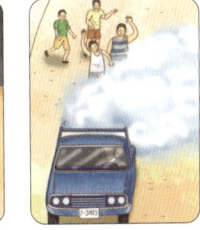 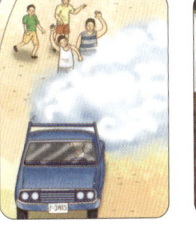 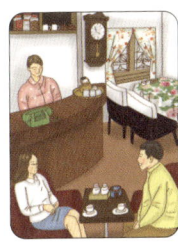 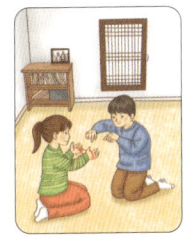

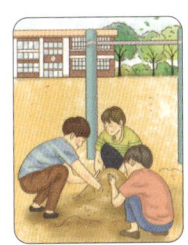 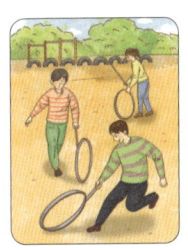 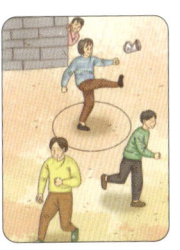

치매예방을 위한 회상활동

추억 색칠하기 + 인지 워크북 - 추억놀이편 플러스

그때 그 시절

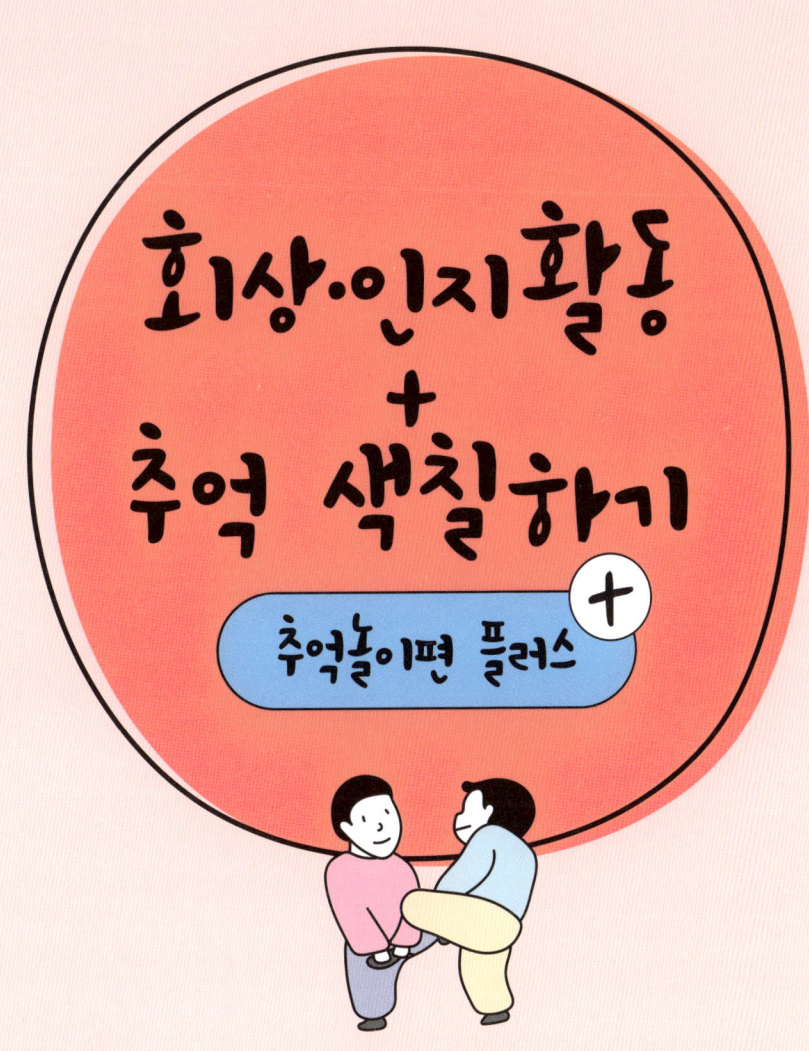

새끼줄 기차놀이

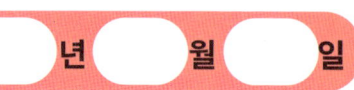 년 월 일

회상

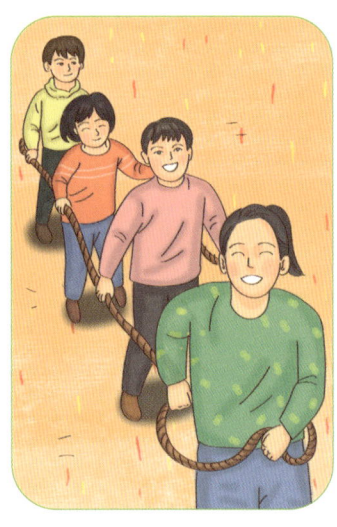

- 기차놀이는 어디에서 누구와 함께 하셨어요?

- 기차놀이를 할 때 부르던 노래를 적거나 불러 보세요.

- 예전에 새끼줄은 어디에 사용되었었나요?

인지 활동

1. 아래 그림 중에서 짚이 사용되지 않은 물건을 찾아 X 해 보세요.
2. 그림 아래에 단어 이름을 적거나 이야기해 보세요.

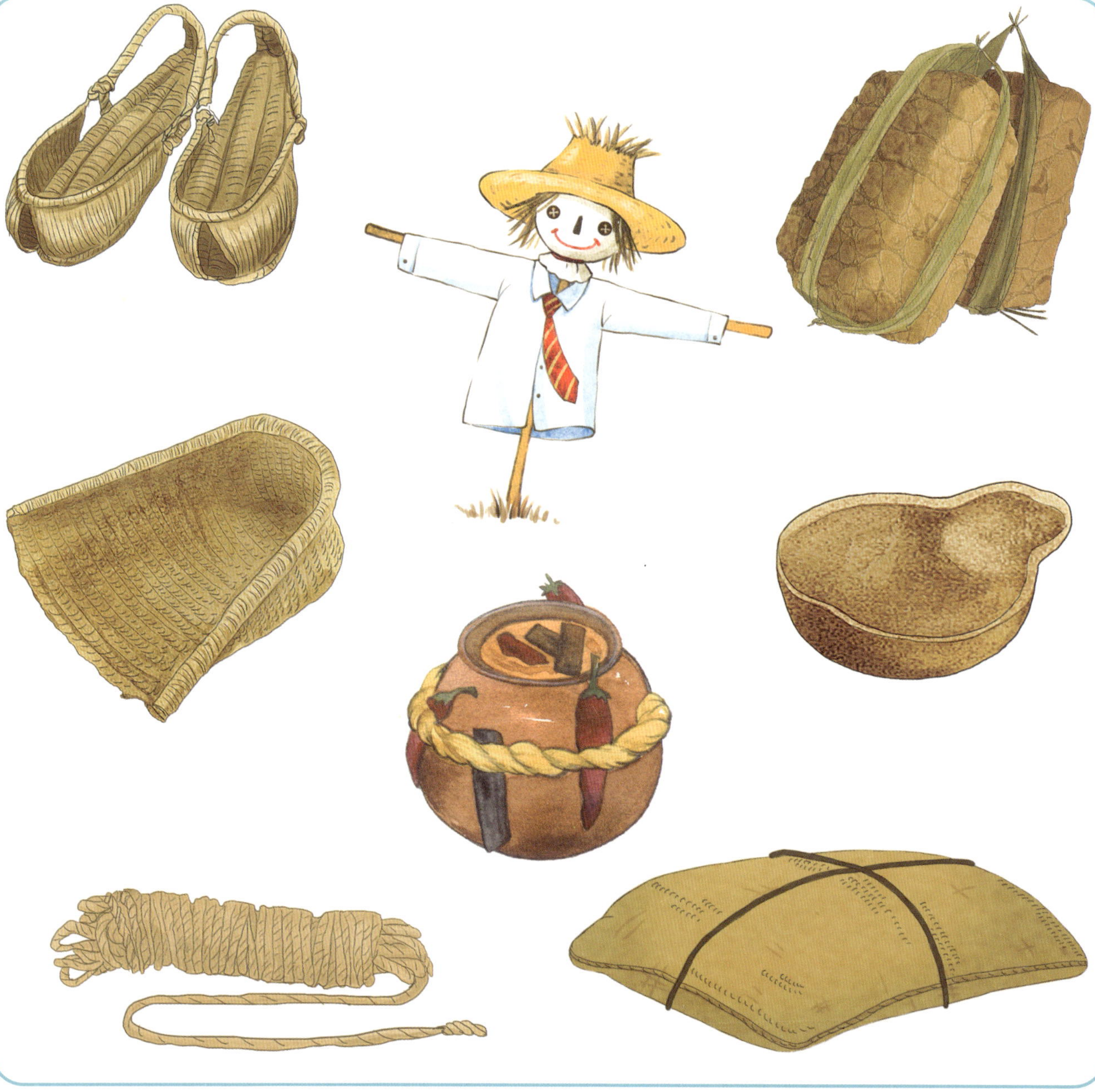

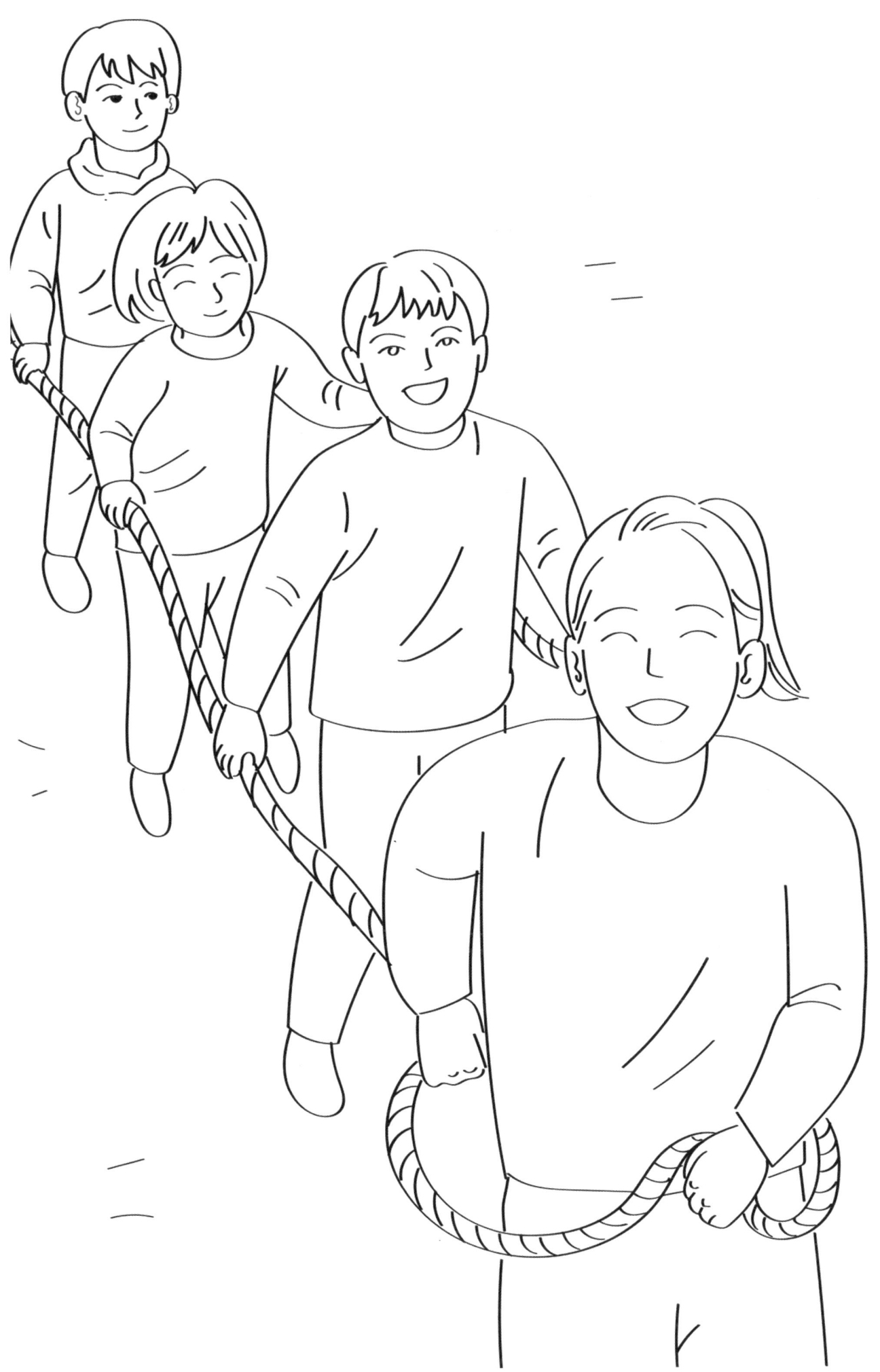

공기놀이

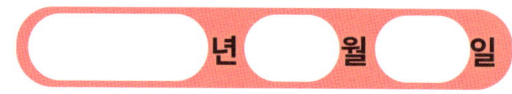

회상

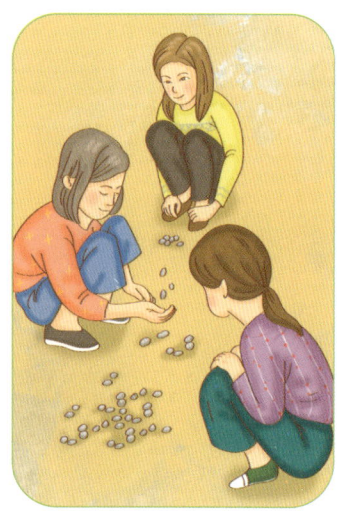

- 어릴 때 공기놀이는 무엇으로 하셨나요?

- 공기놀이를 어디에서 누구와 주로 하셨어요?

- 공기놀이를 했던 방법에 대해 적거나 이야기해 보세요.

인지 활동

아래 문제를 읽고 남은 공기돌이 각각 몇 개인지 맞혀보세요.

1. 세 명이 아래의 공기를 4개씩 나눠가지면 공기 몇 개가 남을까요?

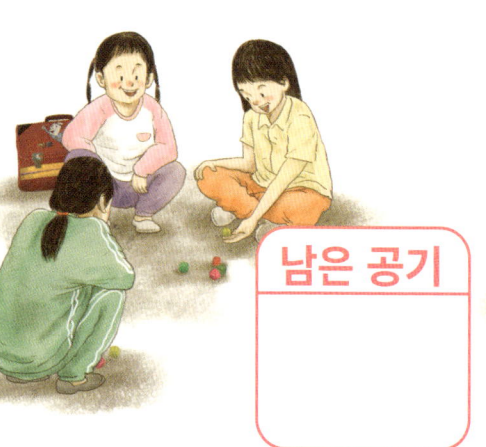

남은 공기

2. 다섯 명이 아래의 공기를 5개씩 나눠가지면 공기 몇 개가 남을까요?

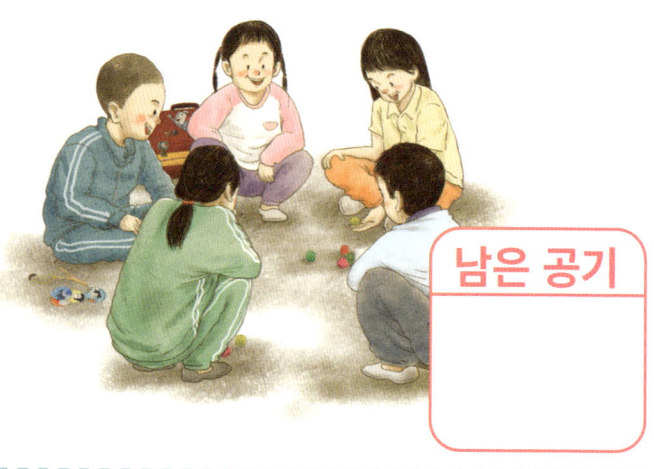

남은 공기

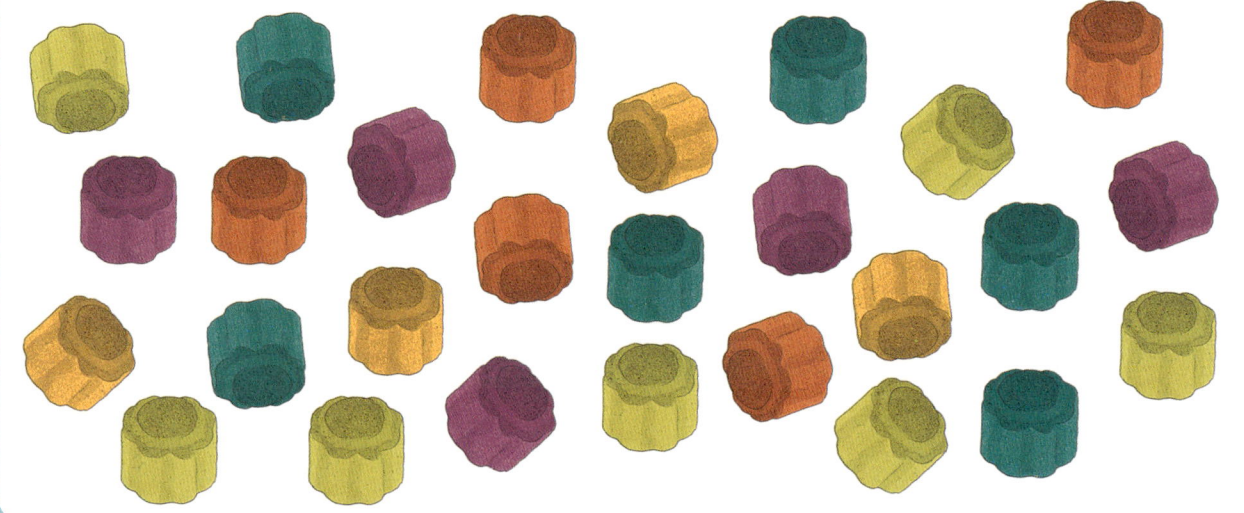

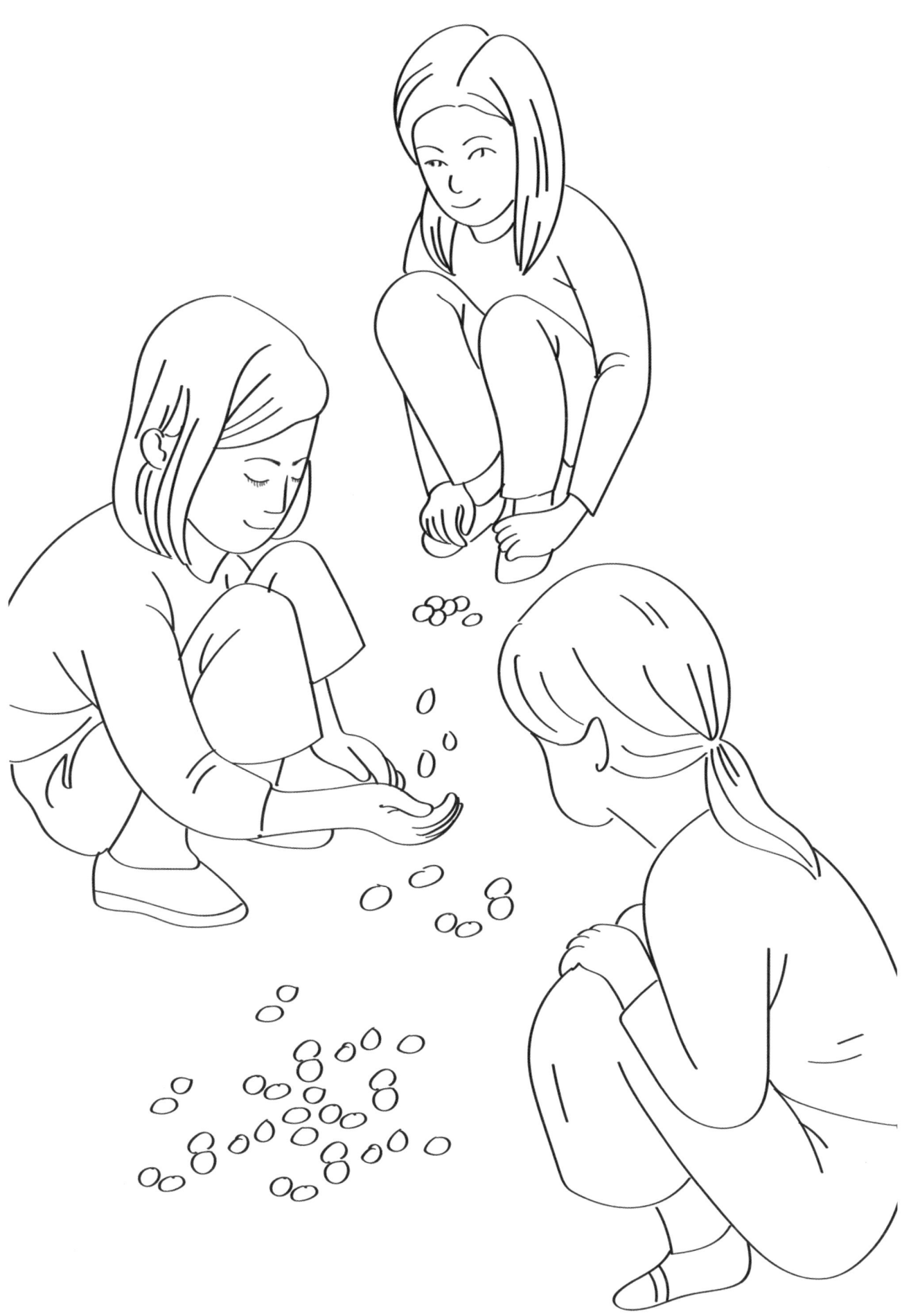

비석치기

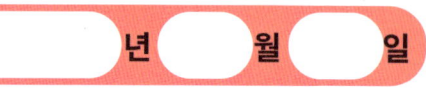

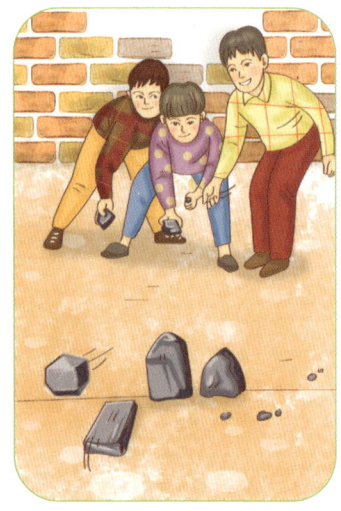

회상

- 비석치기는 어디에서 주로 하셨어요?

- 비석치기에 유리한 돌은 어떤 모양의 돌이었나요?

- 비석치기 게임 방법에 대해 적거나 이야기해 보세요.

인지 활동

①~⑤번 퍼즐 조각 중에서 위의 그림에 없는 부분을 찾아 번호에 ○ 해 주세요.

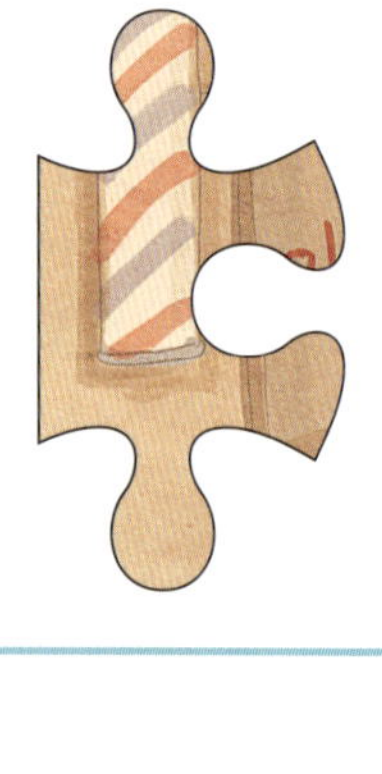

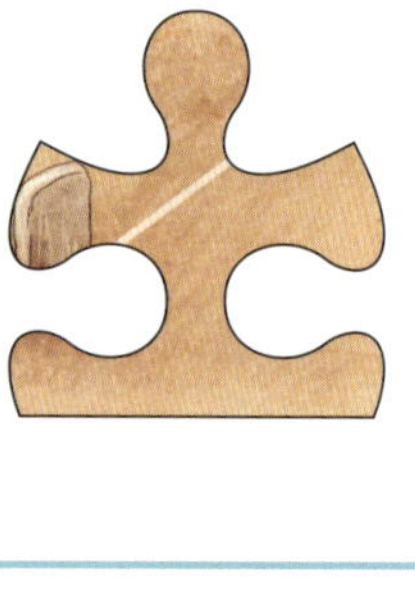

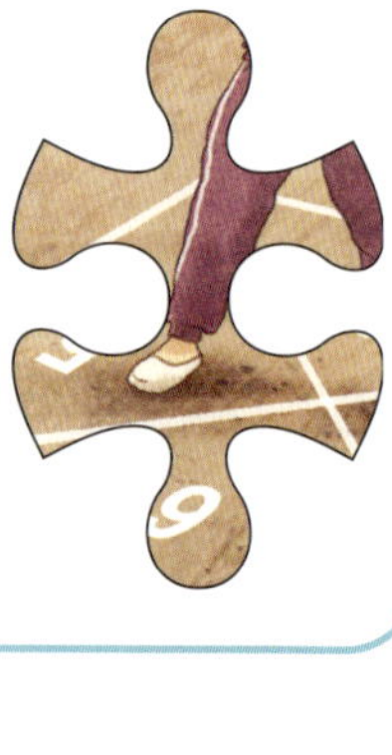

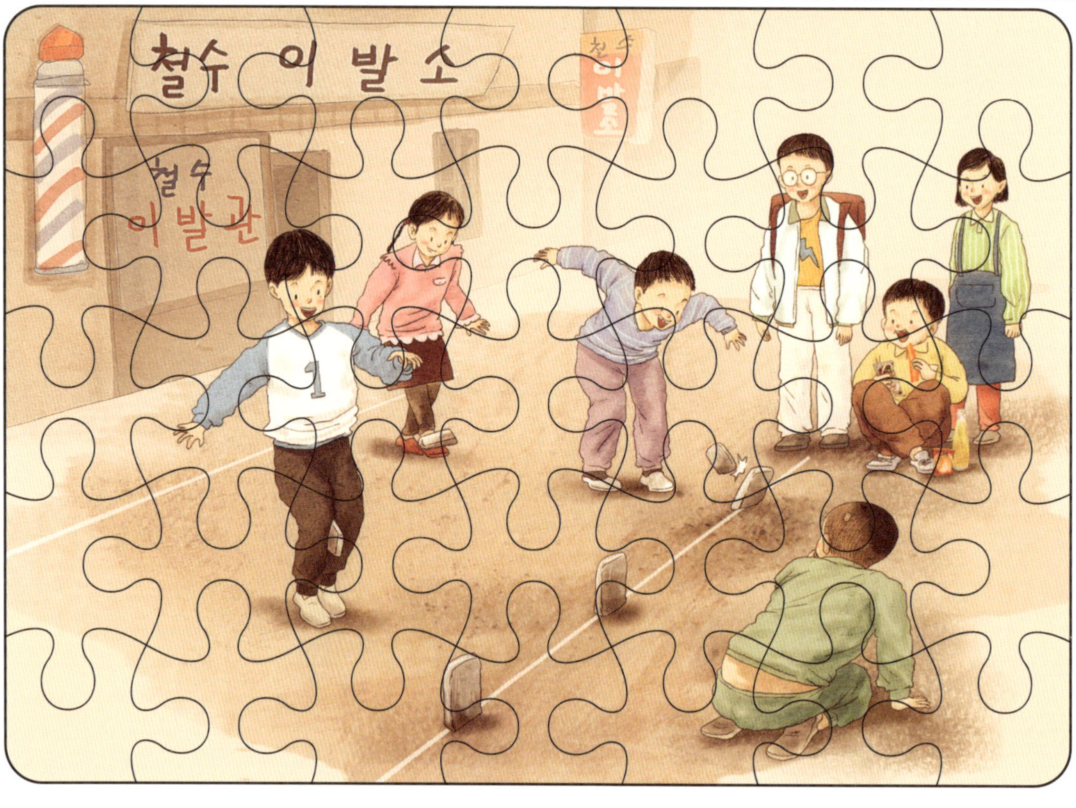

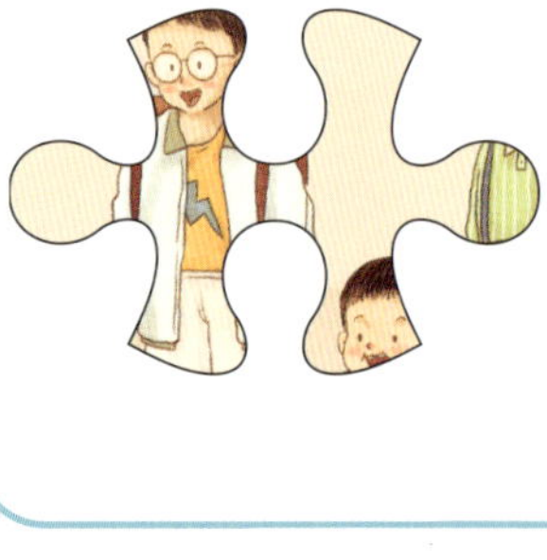

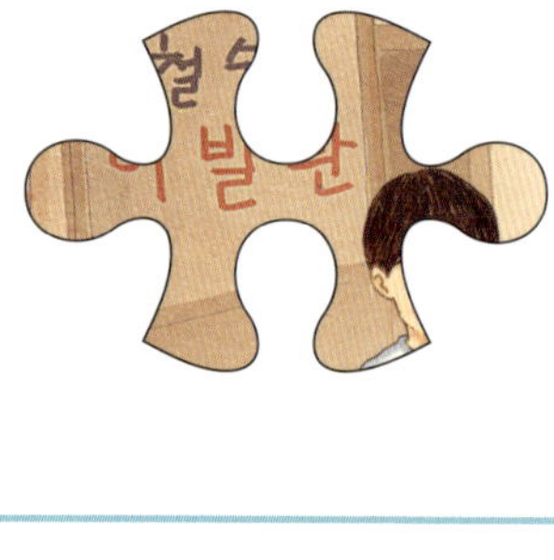

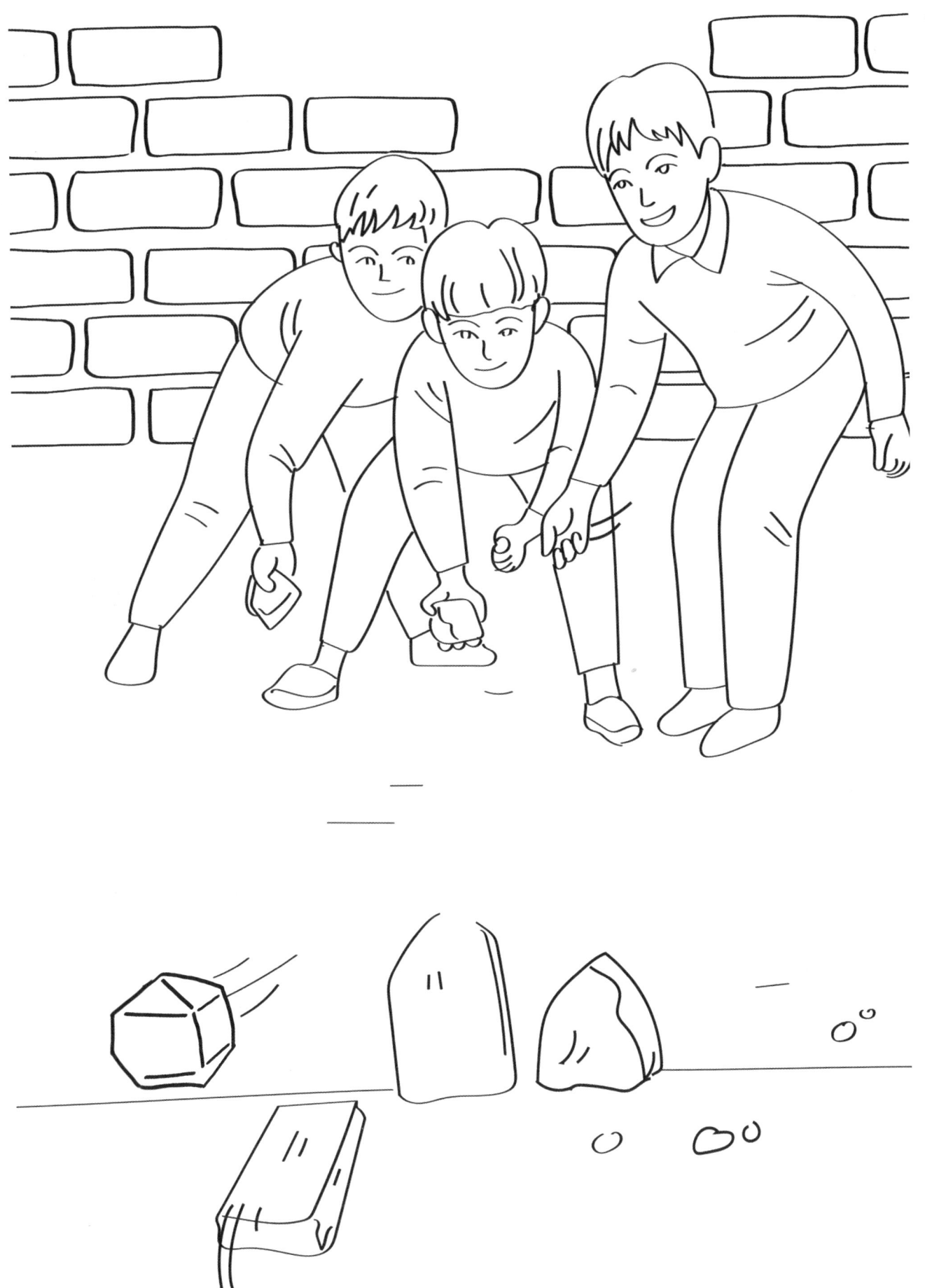

돼지 오줌보 차기

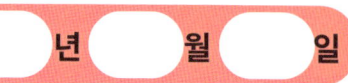   년   월   일

회상

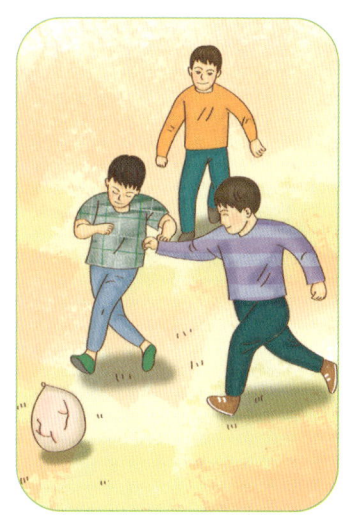

- 돼지 오줌보 공은 어떻게 만들었나요?

- 돼지 오줌보 공의 특징에 대해 적거나 이야기해 보세요.

- 어릴 때 공 대신 차고 놀았던 도구를 적어보세요.

인지 활동

1. '돼지'와 관련 있는 음식 그림만 찾아 ○ 해 주세요.
2. 그림 아래에 음식 이름을 적거나 이야기해 보세요.

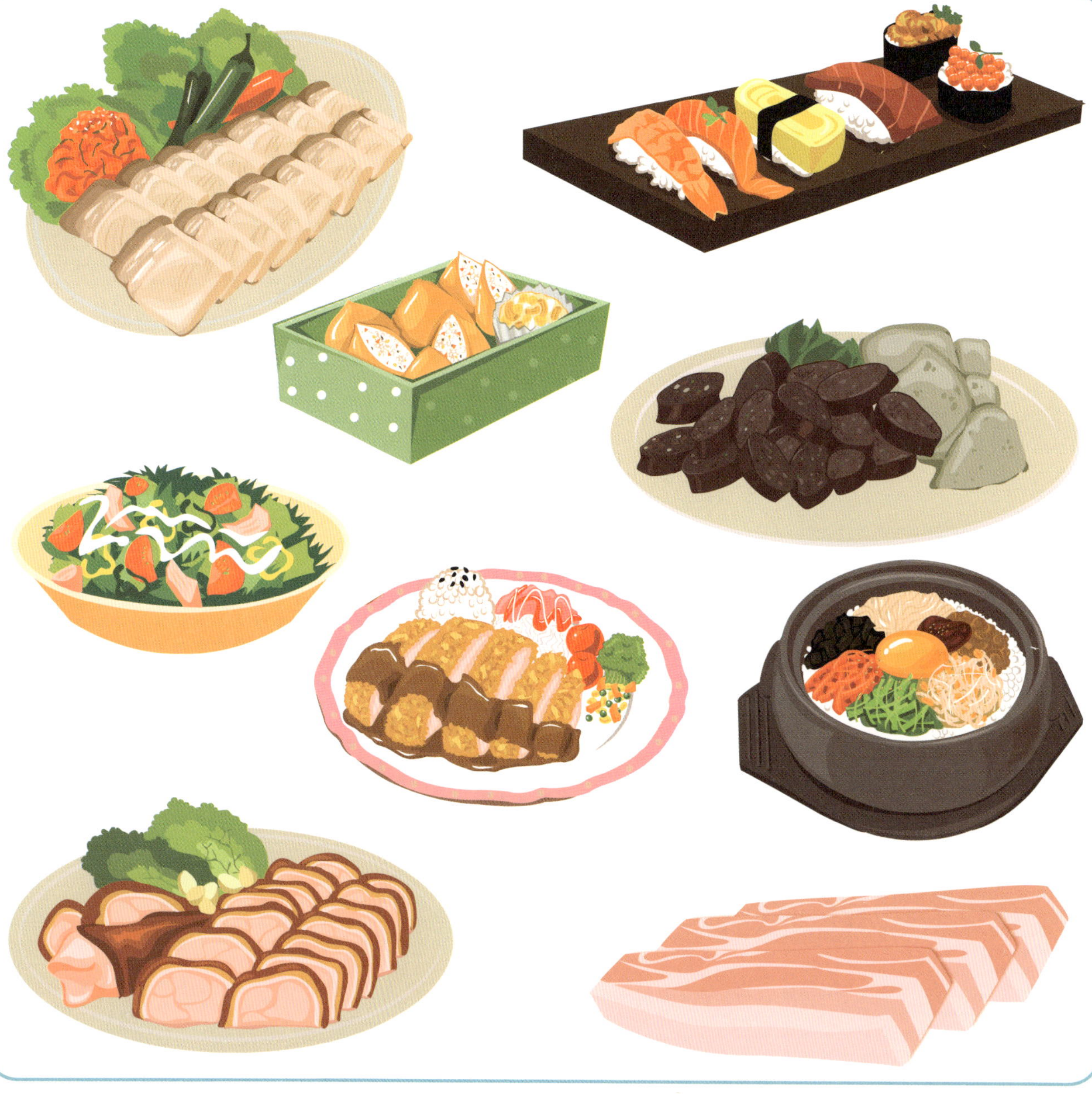

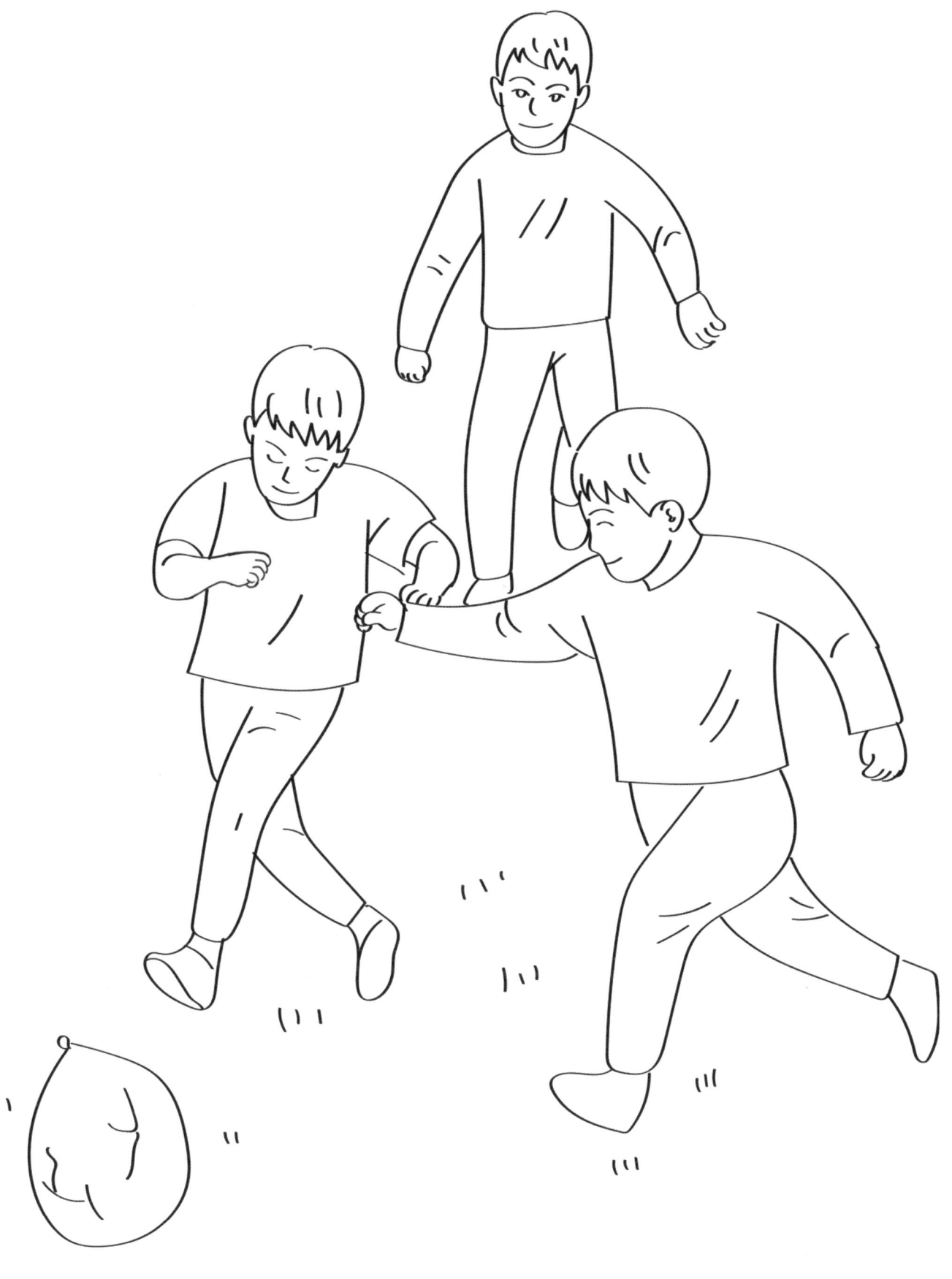

만화책

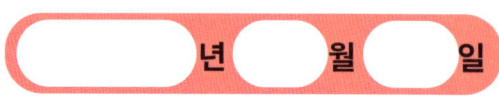

회상

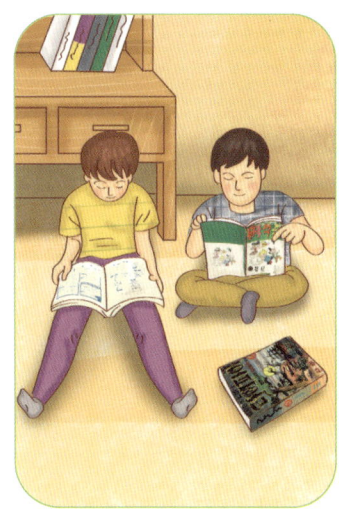

- 만화책은 언제 처음 읽어보셨나요?

- 예전에 보던 만화책 제목을 적어보세요.

- 만화는 주로 어디에서 보셨나요?

인지 활동

아래 그림을 보고 숨은 그림 5개를 찾아 ○ 해 보세요.

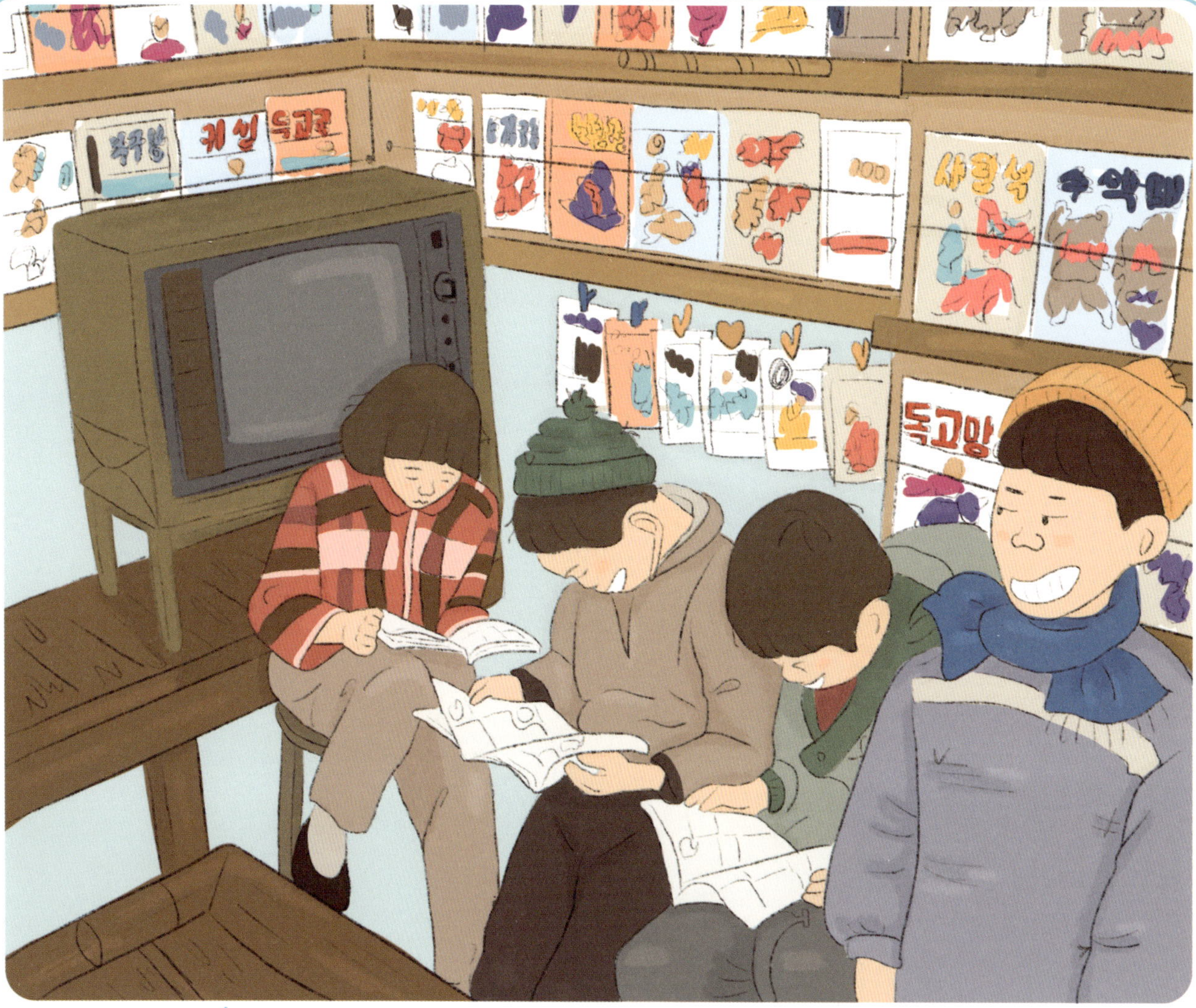

숨은 그림   편지 봉투, 숟가락, 빨대, 나무 망치, 바나나

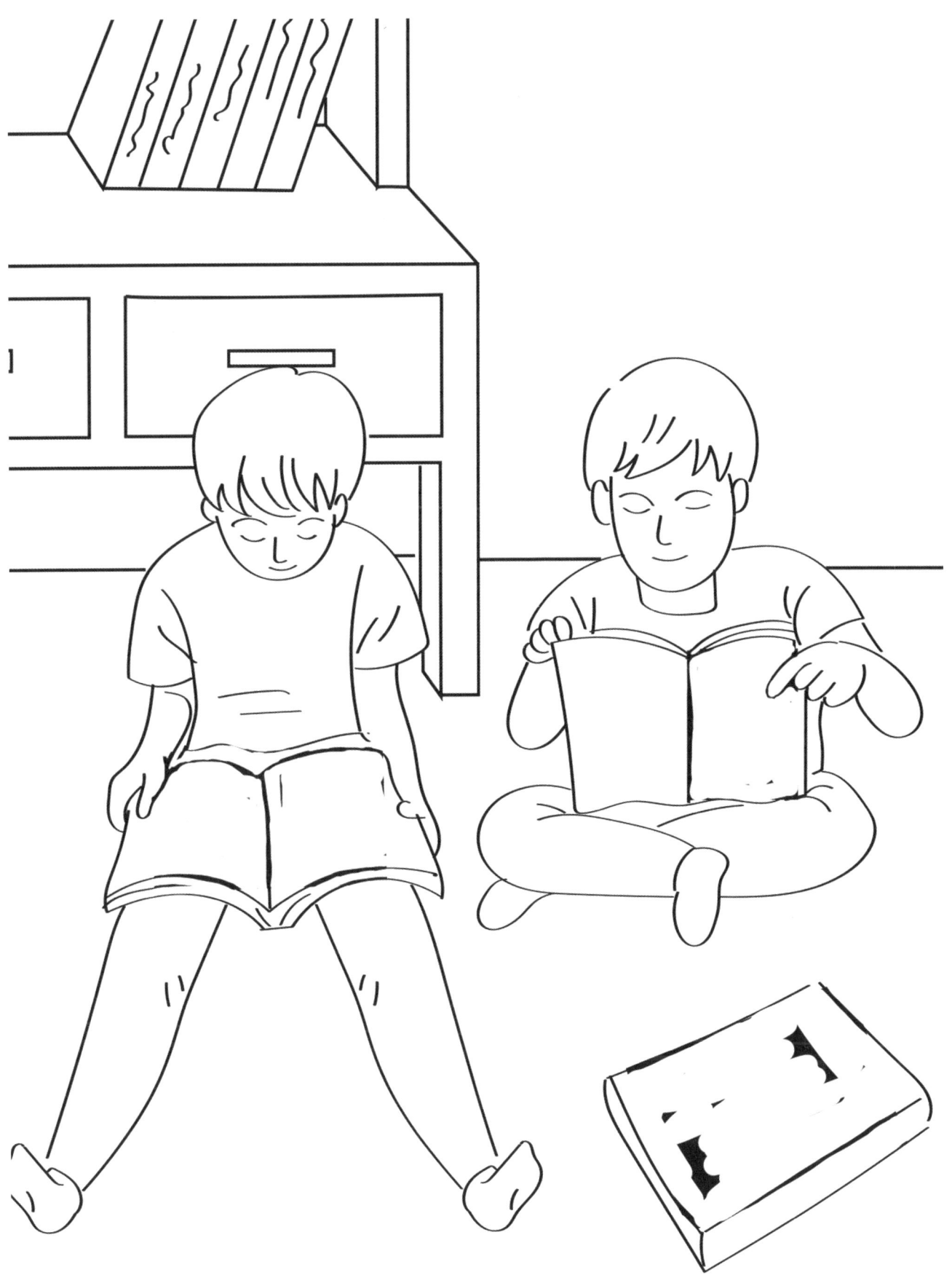

풀싸움

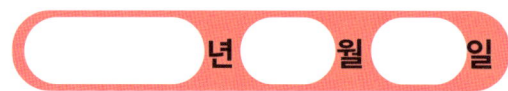

회상

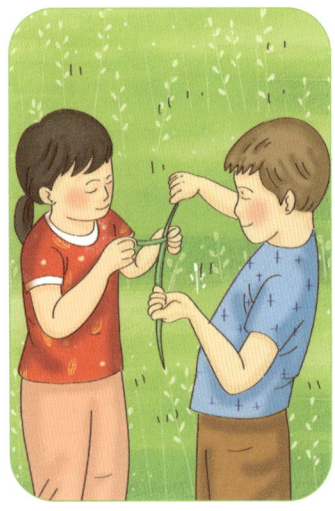

- 풀싸움은 어떤 풀로 하셨어요?

- 풀 이름을 생각나는대로 적거나 이야기해 보세요.

- 풀을 가지고 놀았던 방법들에 대해 적어 보세요.

인지 활동

왼쪽 풀 그림의 이름을 오른쪽 초성 중에 찾아서 단어를 완성하고 선으로 연결해 보세요.

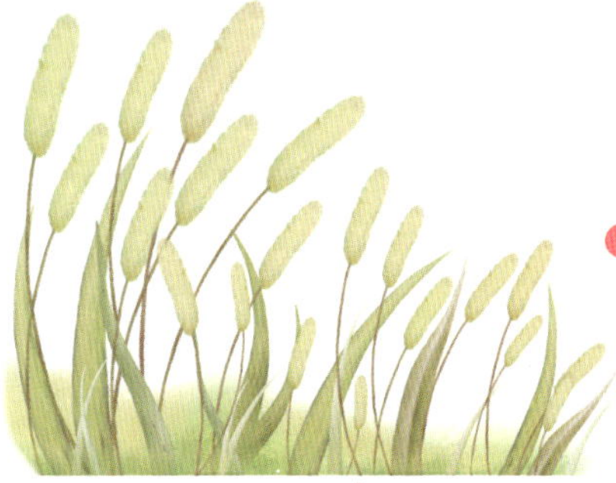

| ㅇ | ㄱ | ㄸ | ㅍ |

| ㄱ | ㅇ | ㅈ | ㅍ |

| ㅌ | ㄲ | ㅍ |

| ㅇ | ㅅ | ㅍ |

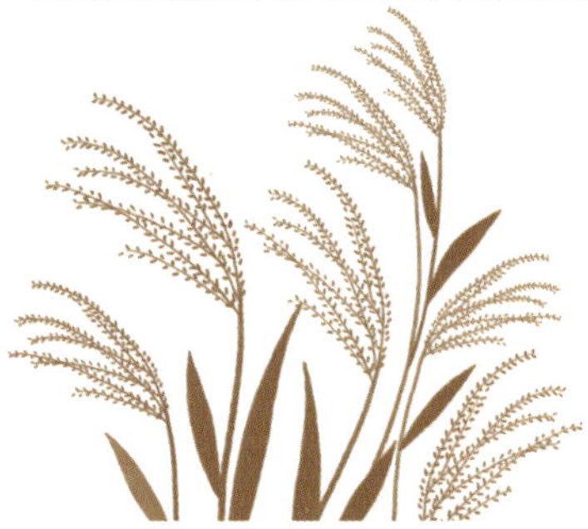

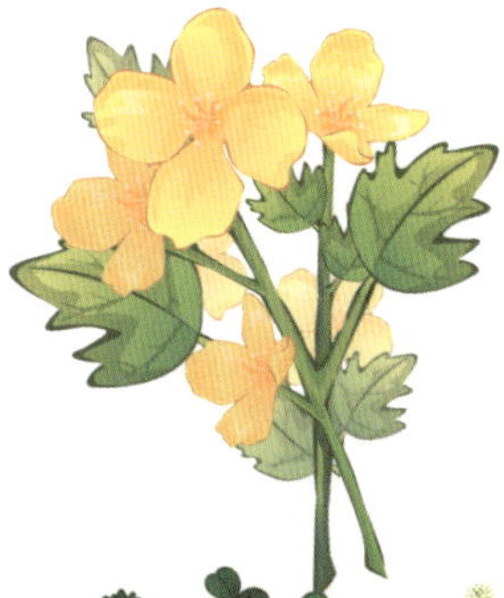

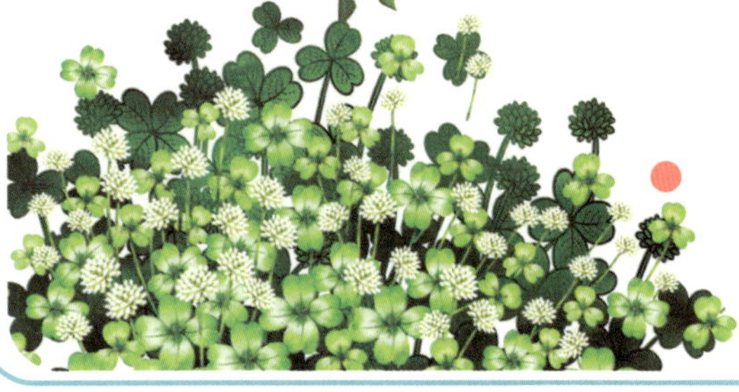

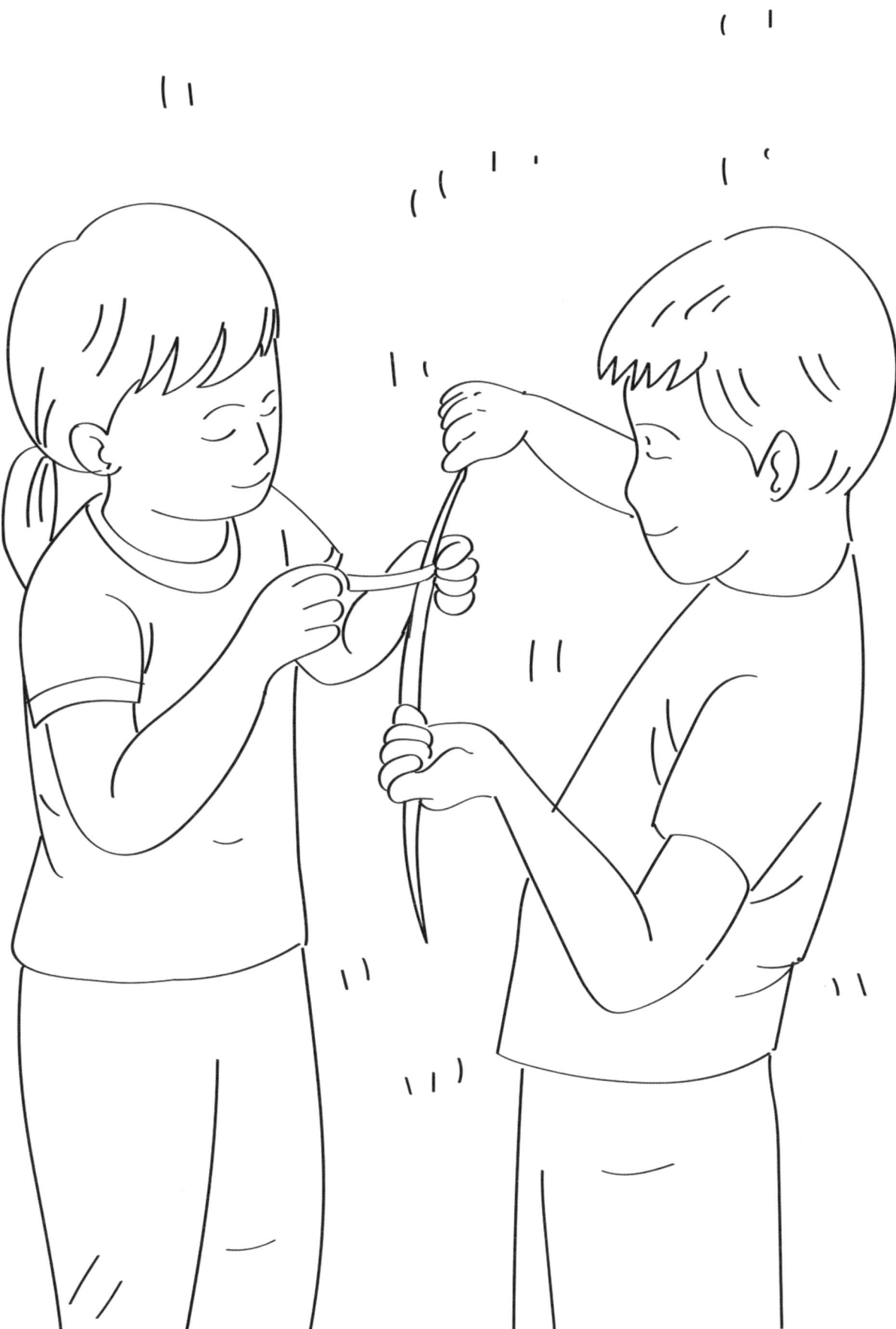

소독차

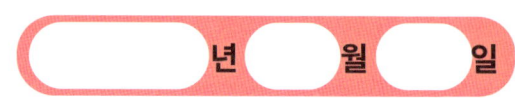

회상

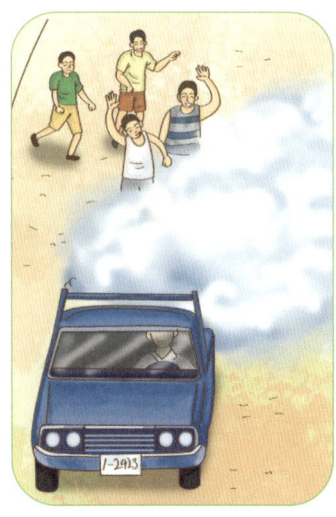

- 어릴 때 동네에 소독차가 오면 어떻게 하셨어요?

- 당시 소독차는 무엇을 소독한다고 생각하셨어요?

- 따라다녔던 소독차의 냄새는 어떤 냄새였어요?

인지 활동

잘라진 그림 조각들을 맞추면 어떤 그림이 될지 ①~③중에 찾아서 ○ 해 주세요.

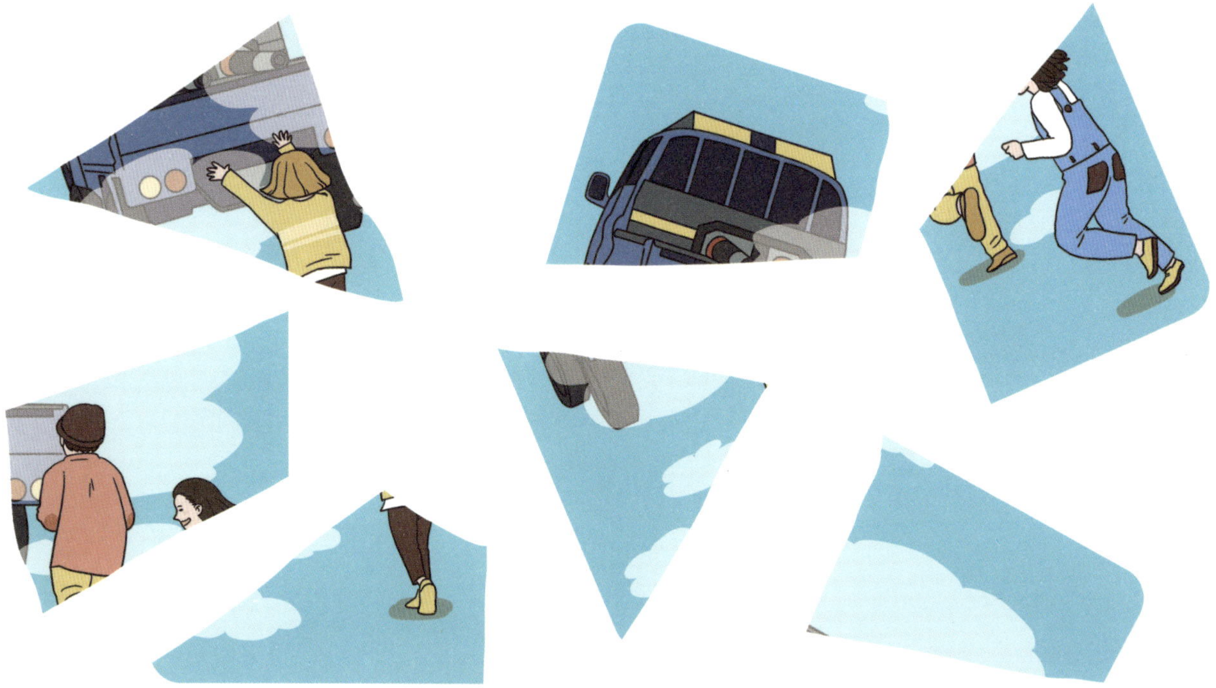

① 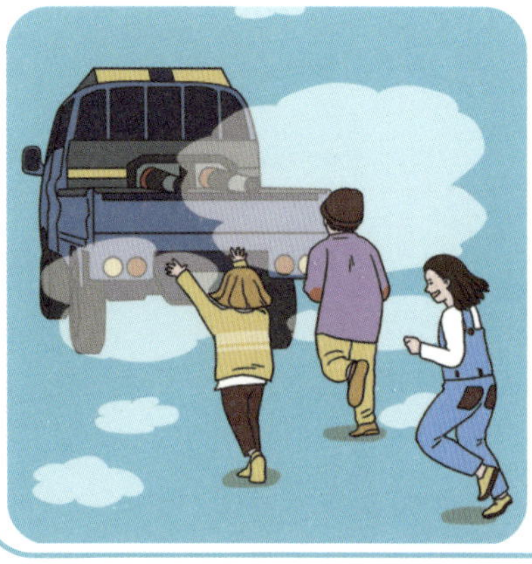 ② 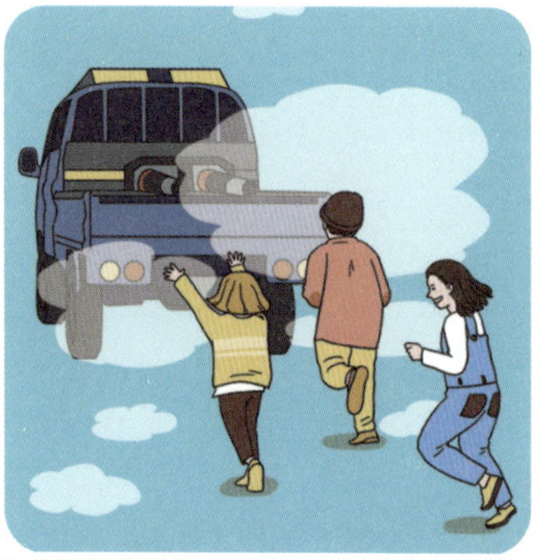 ③

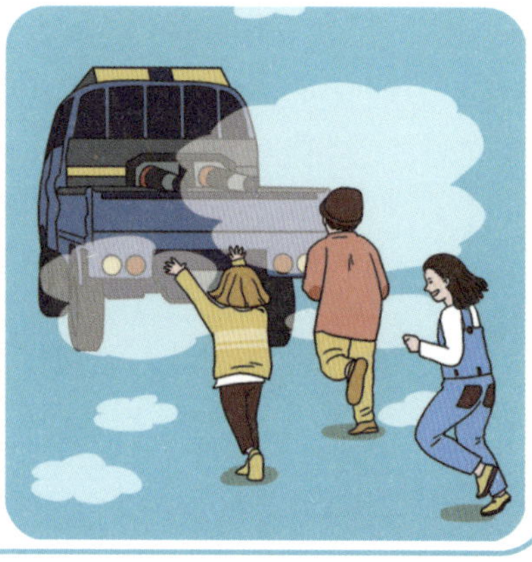

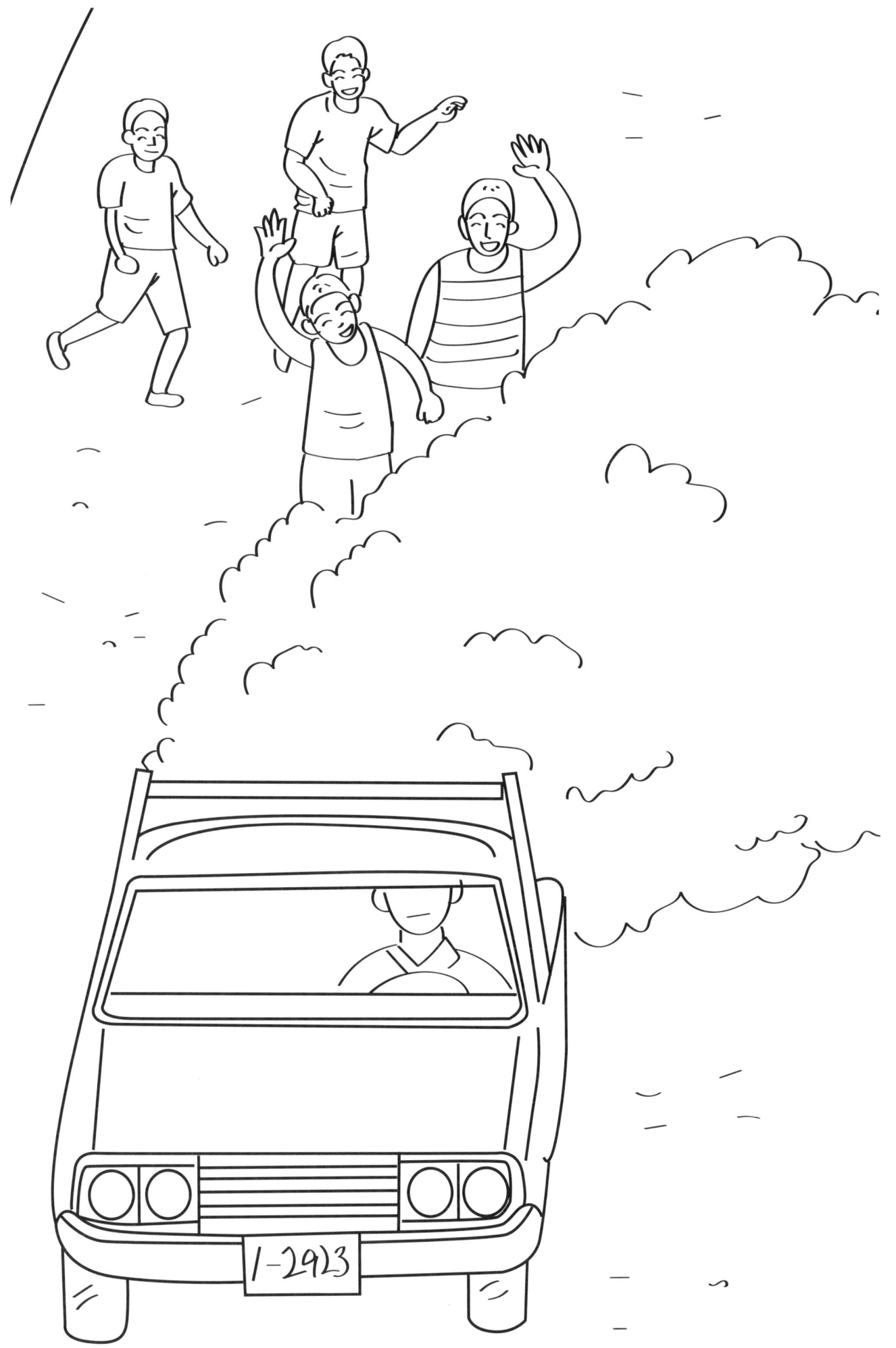

고무신 어항

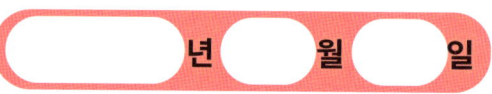

회상

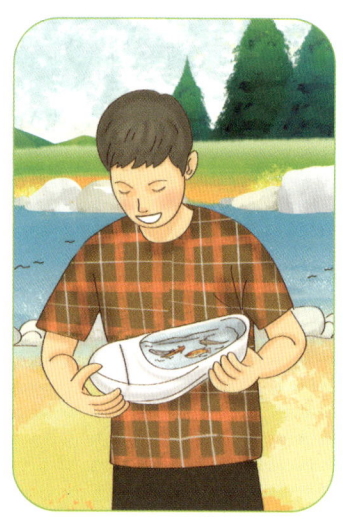

- 어릴 적 냇가에서 물고기를 어떻게 잡으셨어요?

- 주로 잡았던 물고기 이름을 적어보세요.

- 잡은 물고기를 어디에 담으셨어요?

인지 활동

보기의 설명과 같은 어항을 사려고 합니다. 설명에 맞는 어항을 찾아 번호에 ○ 하세요.

보기
어항에는 빨간 금붕어가 두 마리 있고, 노란 물고기가 한 마리 있어요.
물풀이 왼쪽에 있고, 바닥에 모래가 있습니다.
흰 자갈이 오른쪽 바닥에 조금 있습니다.

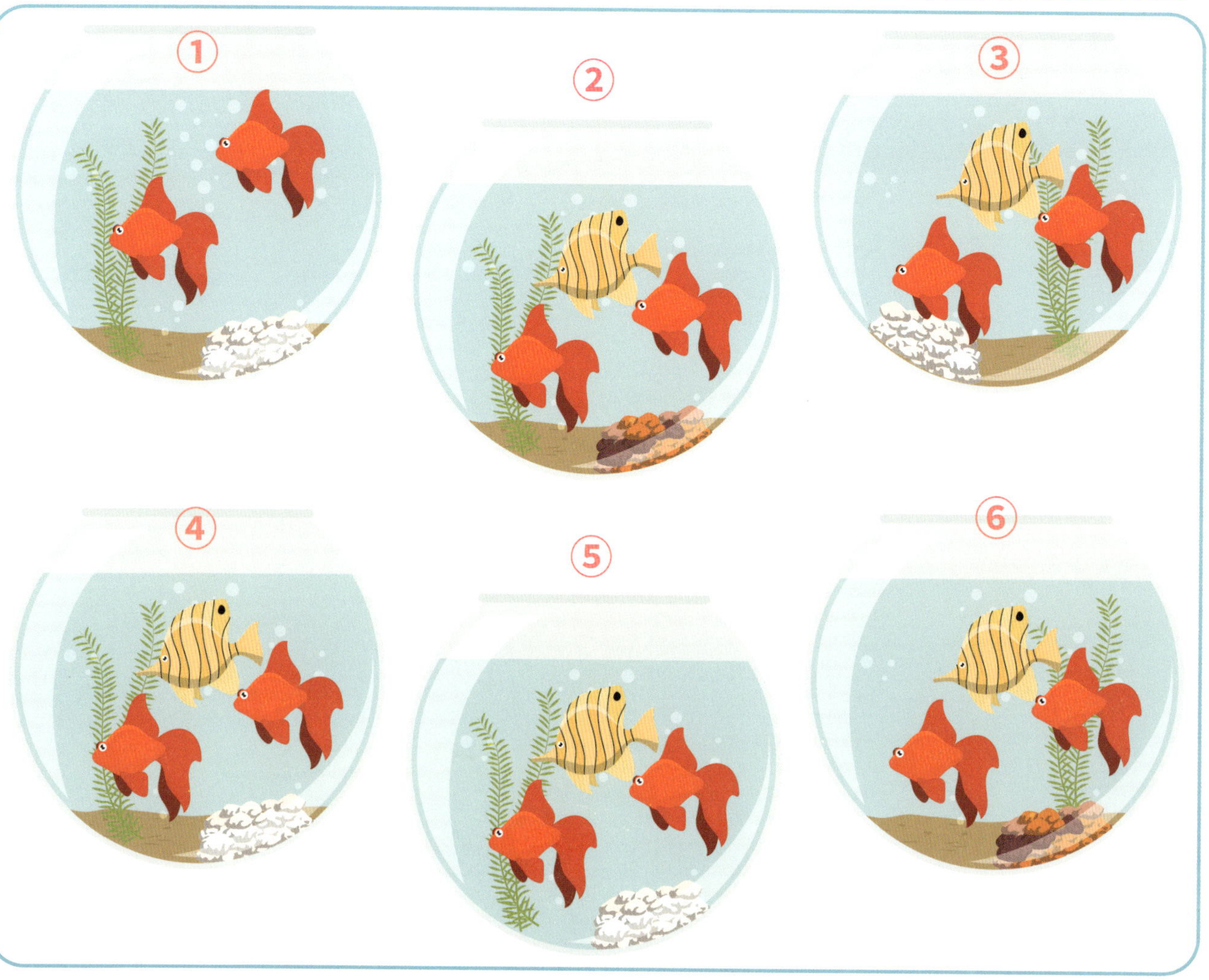

① ② ③
④ ⑤ ⑥

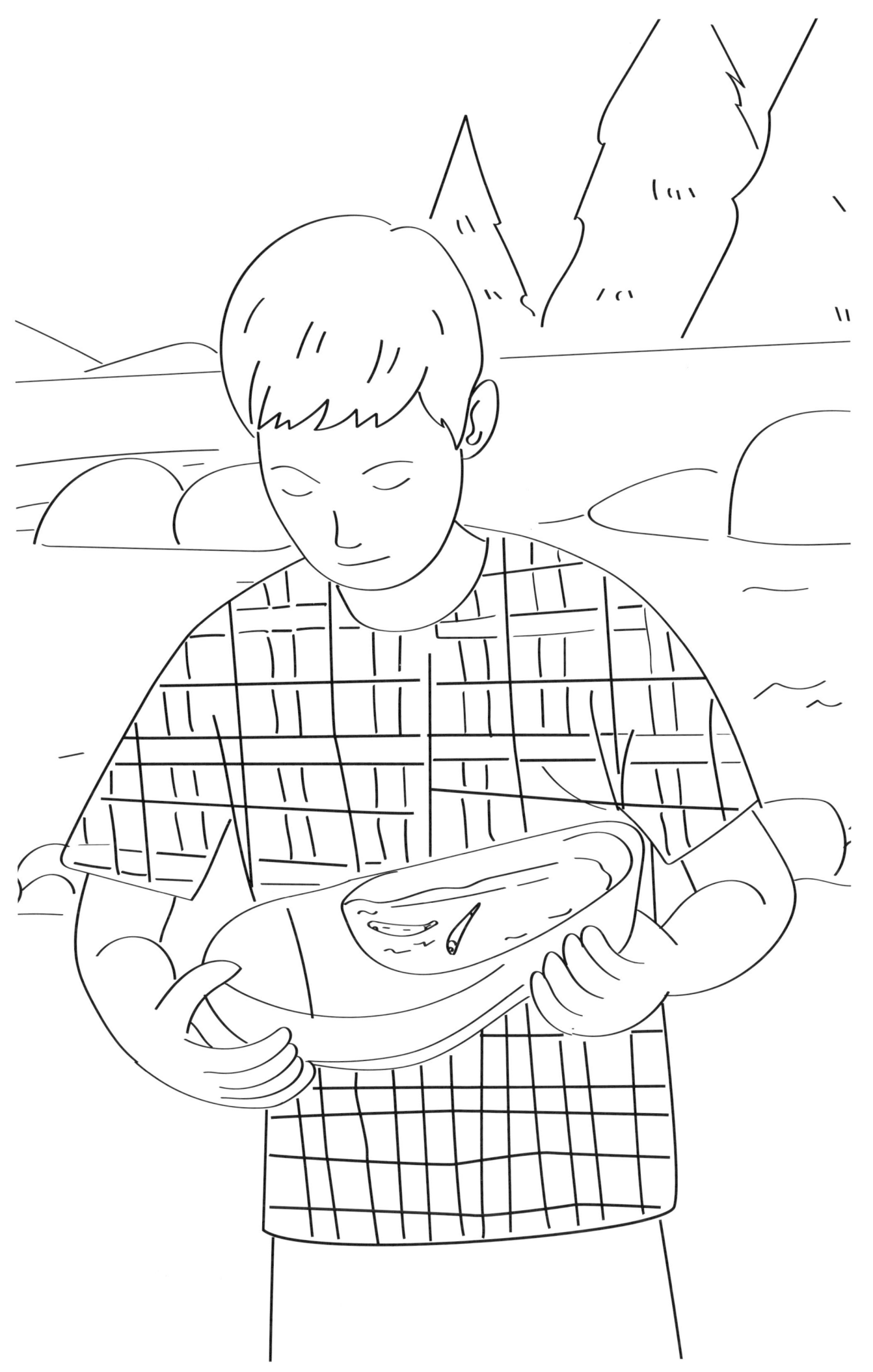

콩서리

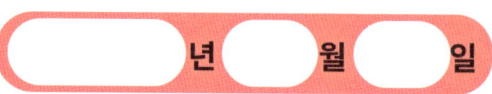

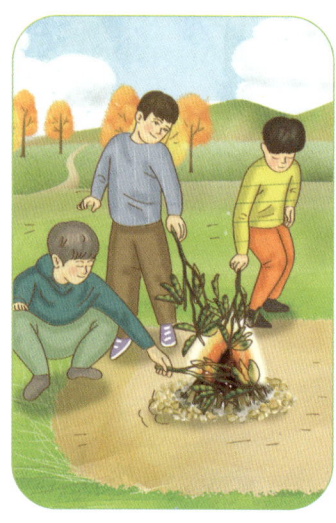

회상

- 콩서리는 어느 계절에 했었나요?

- 콩서리를 해 먹었던 콩은 어떤 콩이었어요?

- 콩 외에도 들이나 산에서 구워 먹던 음식을 적어보세요.

인지 활동

1. 왼쪽 콩 그림을 보고 이름을 아래에 적어 보세요.
2. 콩의 이름과 같은 음으로 시작하는 단어를 오른쪽 그림에서 찾아 선으로 연결하세요.

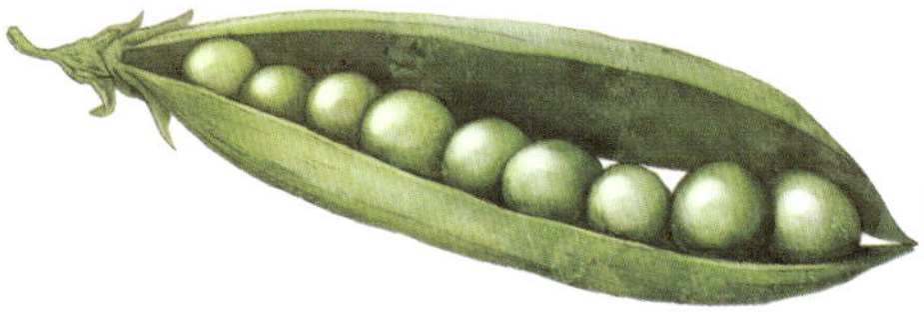

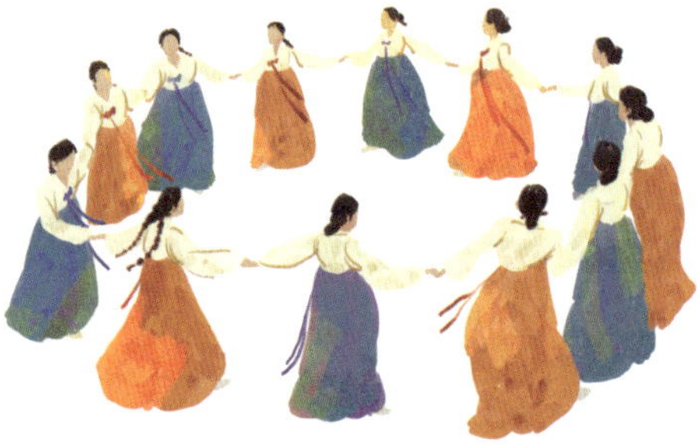

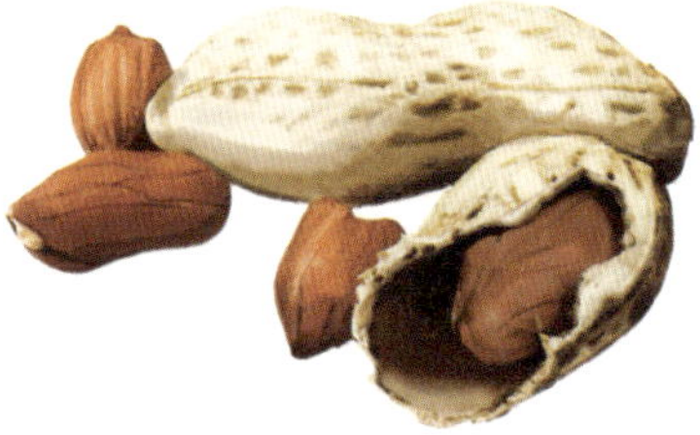

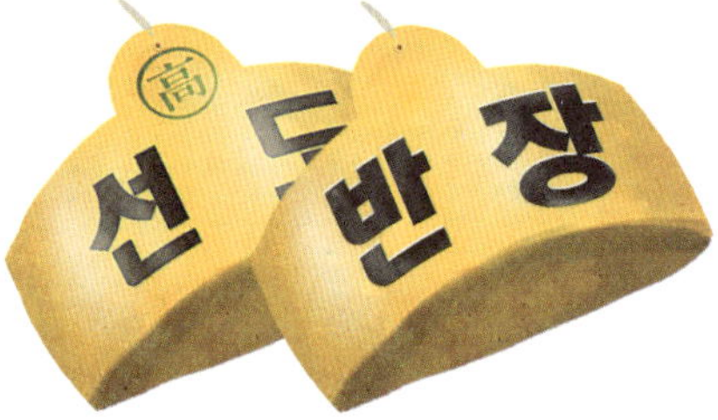

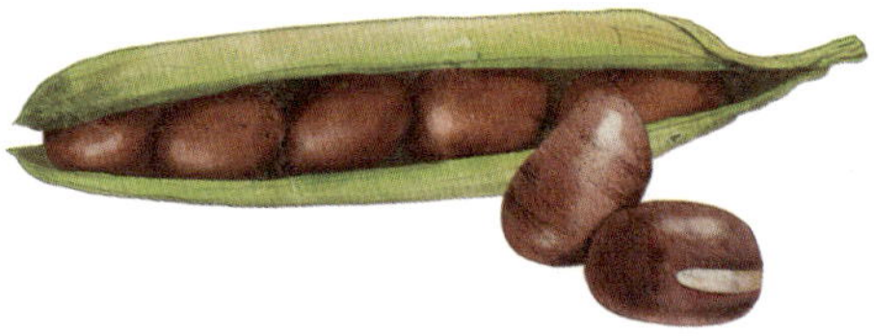

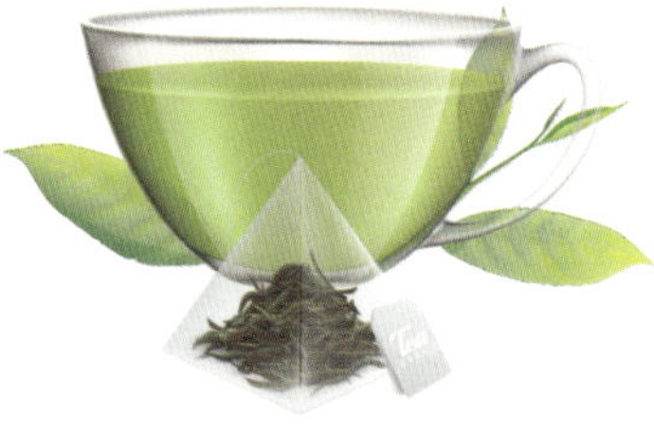

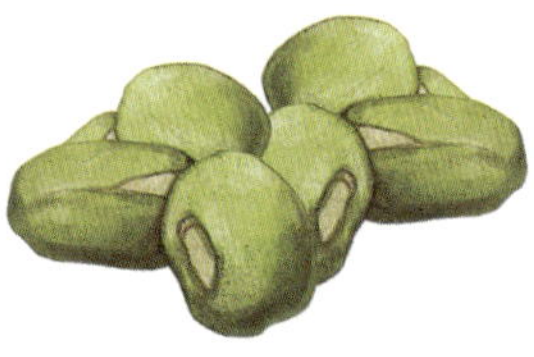

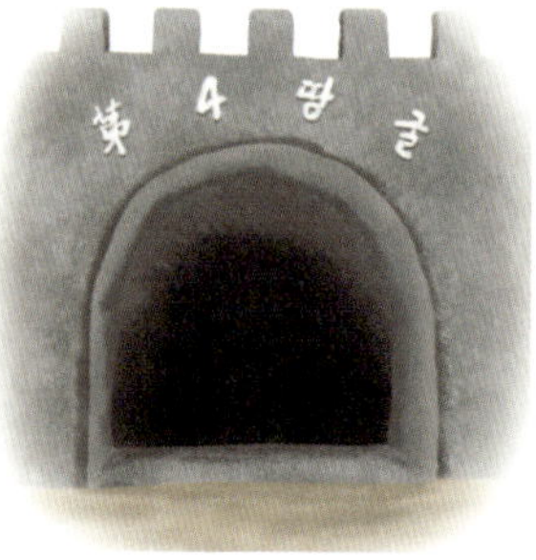

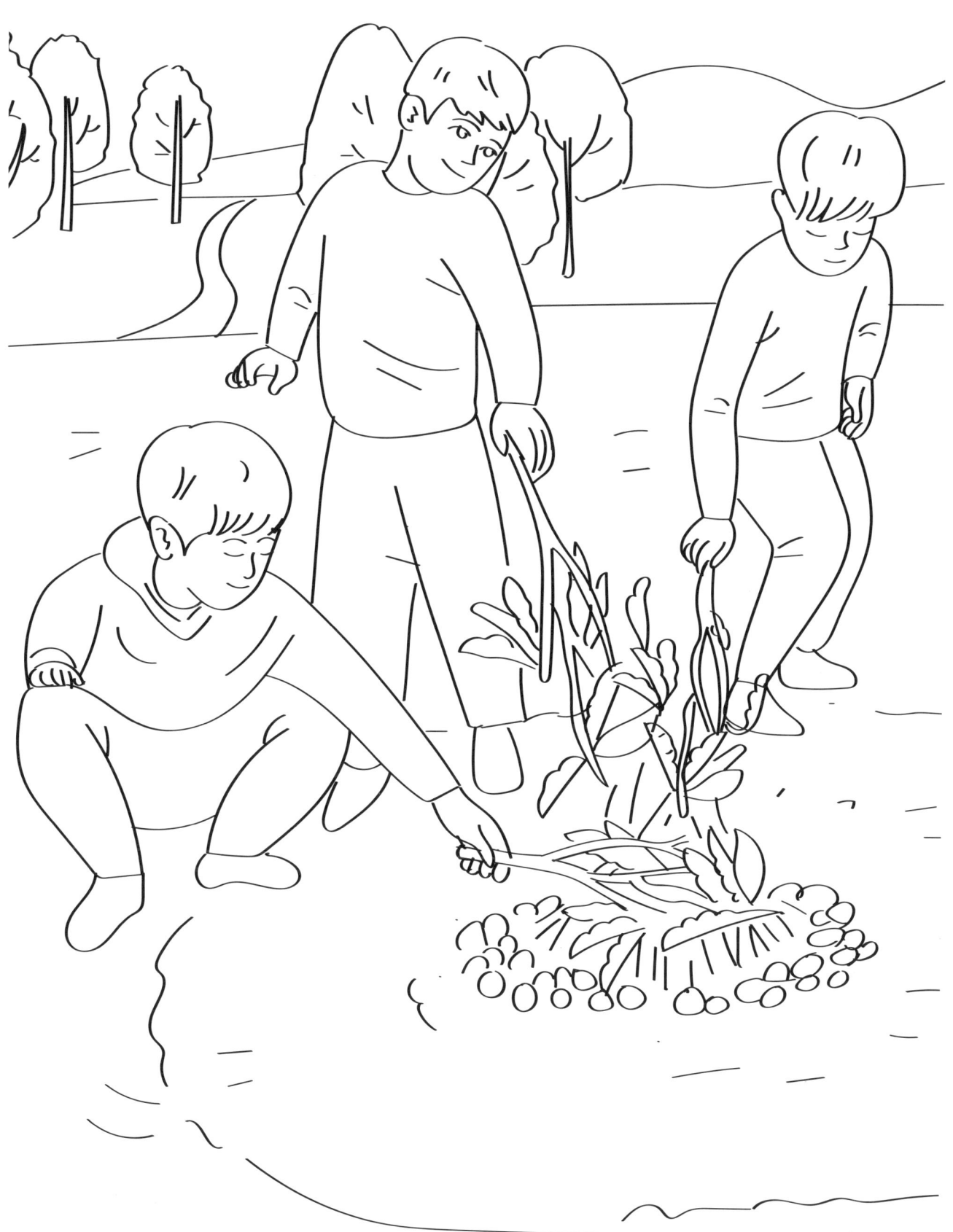

깡통차기

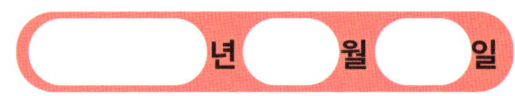

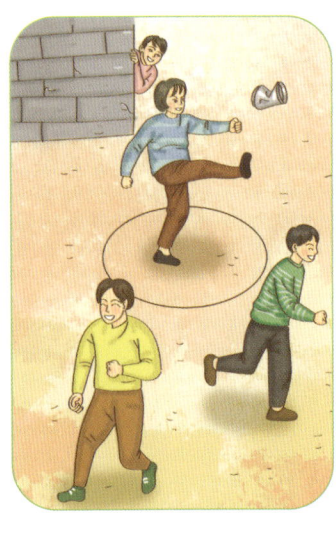

회상

- 어릴 때 깡통 안에 들어있던 음식은 어떤 음식이었어요?

- 깡통차기는 누구와 어디에서 주로 하셨어요?

- 깡통차기 놀이방법을 적거나 이야기해 보세요.

인지 활동

왼쪽 깡통 캔 안에는 무엇이 있을지 오른쪽 그림에서 찾아 선으로 연결해 보세요.

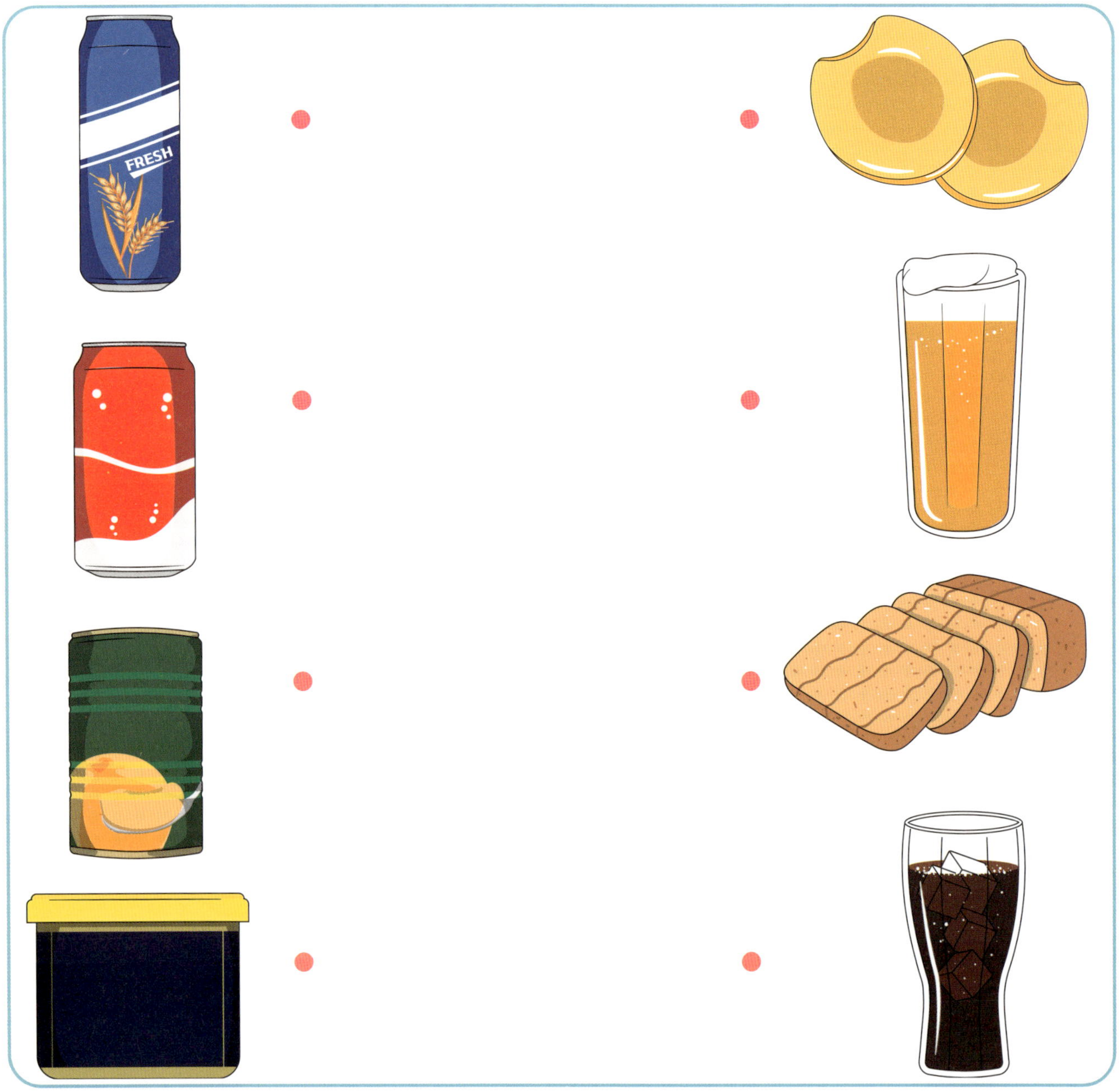

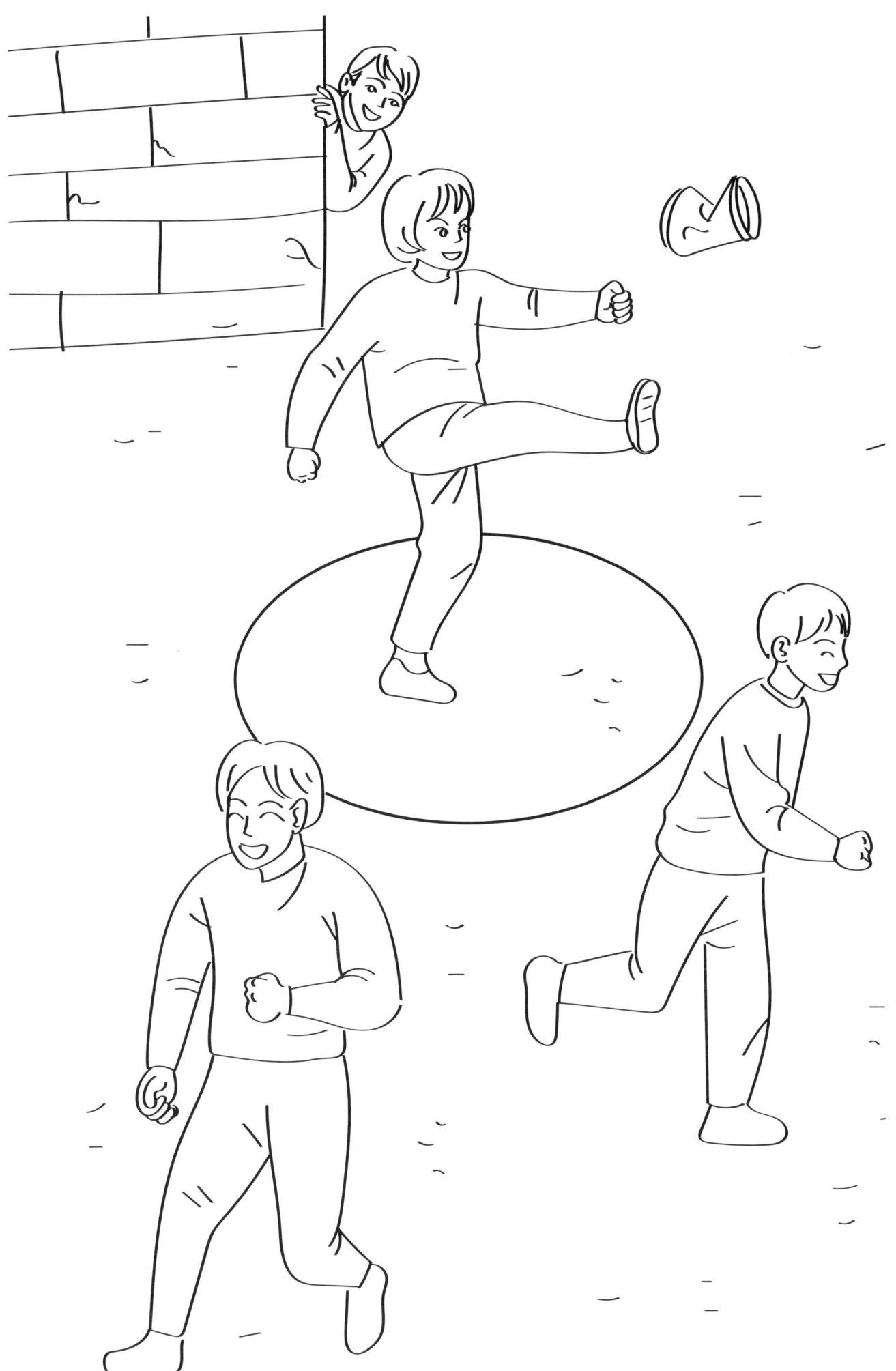

이불 그네

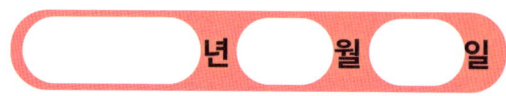 년 월 일

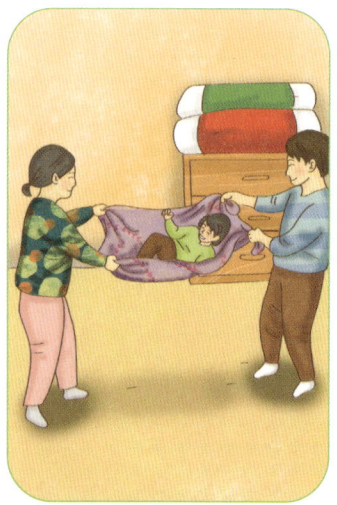

회상

- 이불에 누구를 태우고 놀아주셨던 경험이 있으신가요?

- 누구와 이불 그네 놀이를 하셨어요?

- 이불과 관련된 생각나는 추억을 적거나 이야기해 보세요.

인지 활동

보기의 이불 - 베개 조합과 같은 그림을 찾아 ○ 해 주세요.

보기

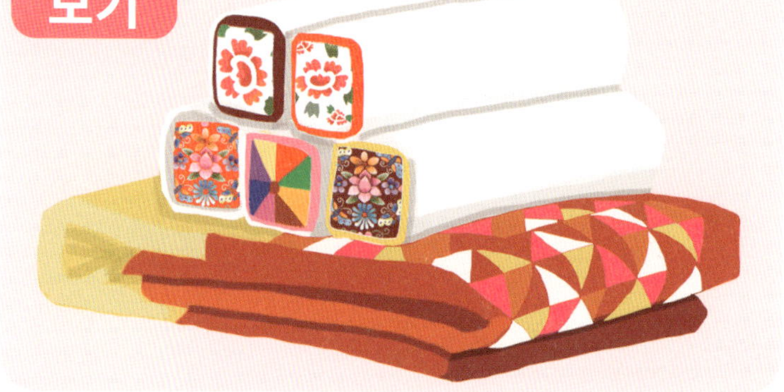

① 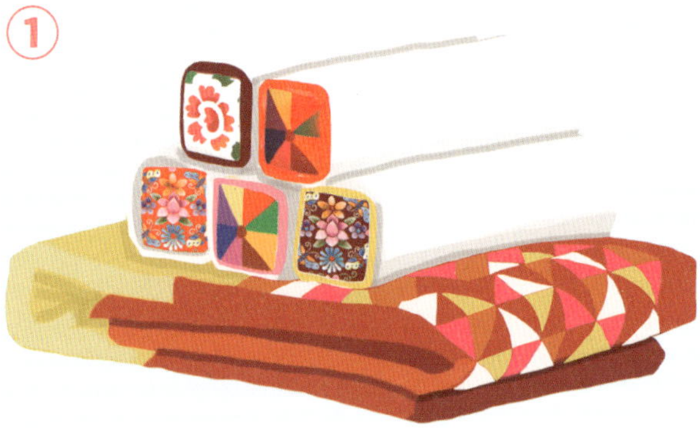 ② 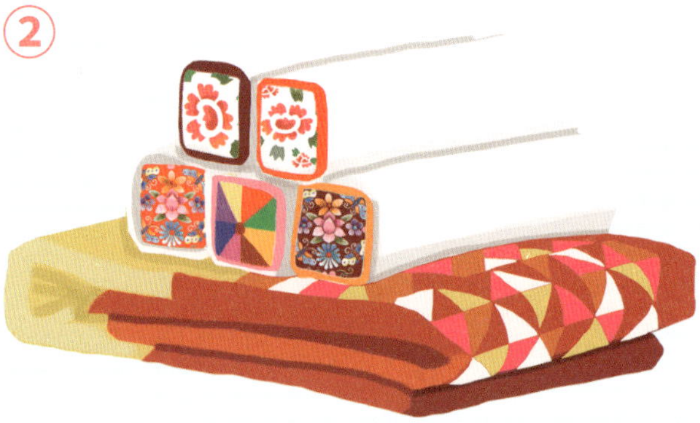 ③ 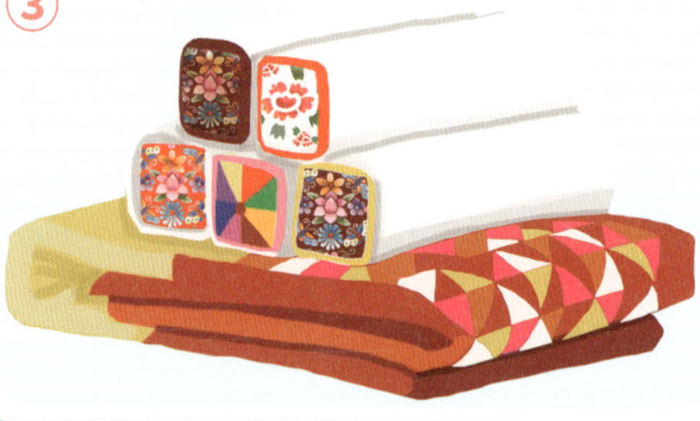 ④

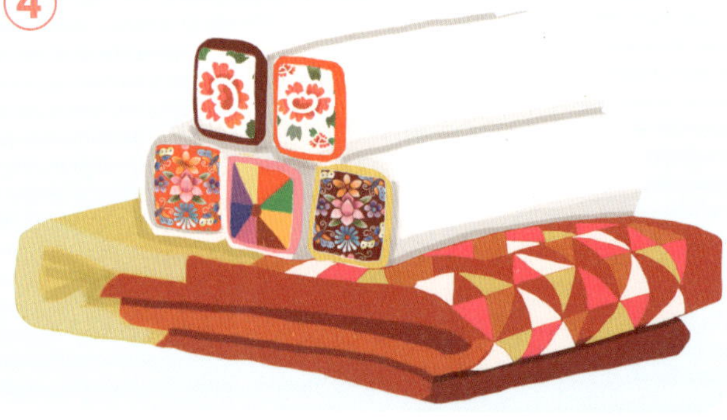

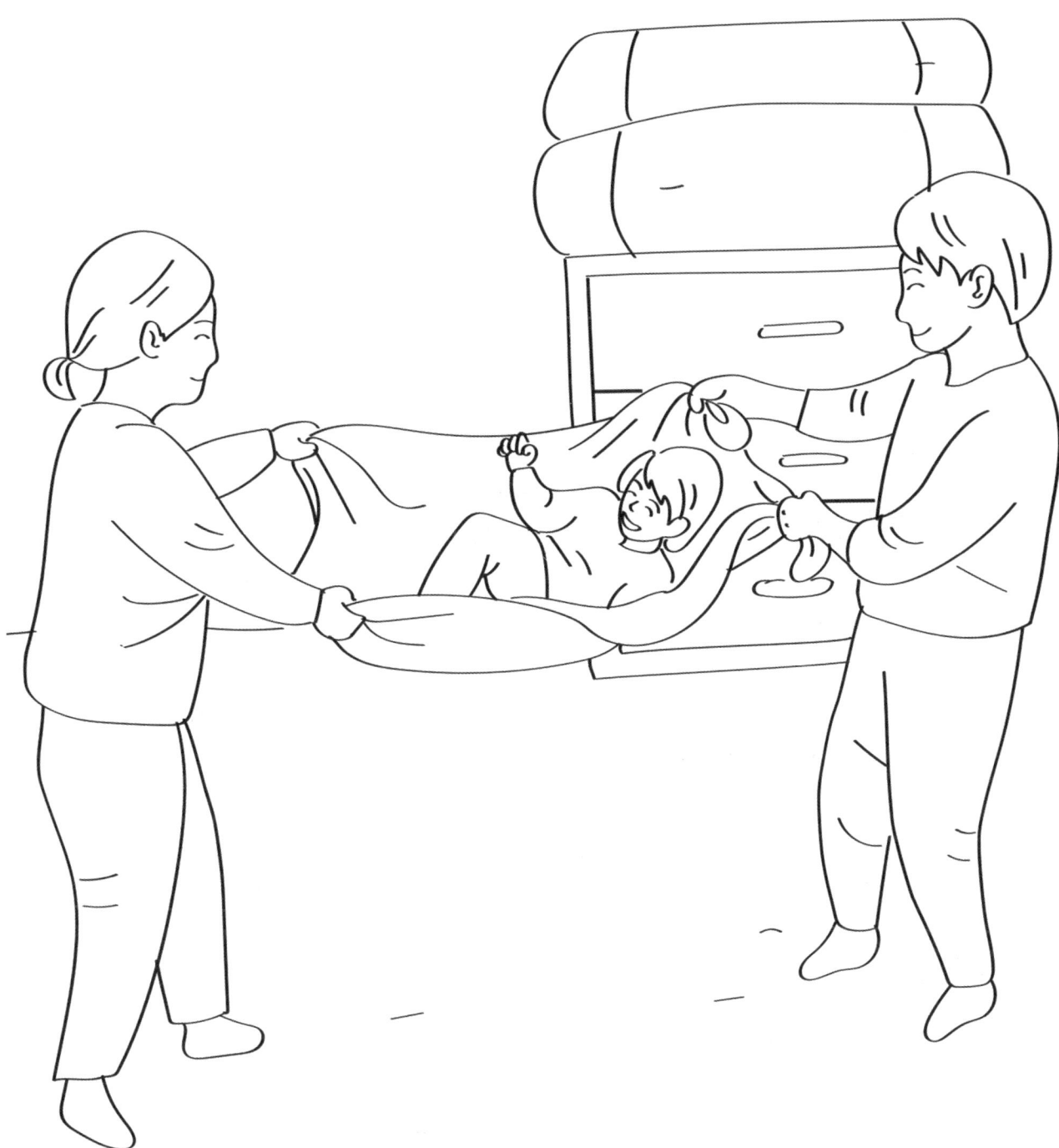

고무신 차기

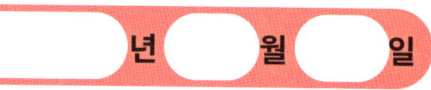 년 월 일

회상

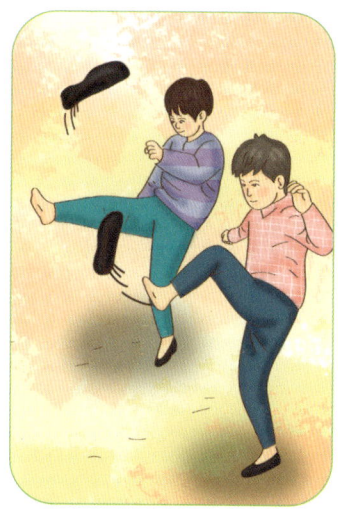

- 예전에 무슨 색 고무신을 주로 신으셨어요?

- 고무신을 생각하면 어떤 추억이 떠오르세요?

- 고무신 외에 신었던 신발에는 어떤 신발이 있나요?

인지 활동

아래 고무신들이 몇 켤레씩 있는지 세어서 아래의 칸에 적어 보세요.

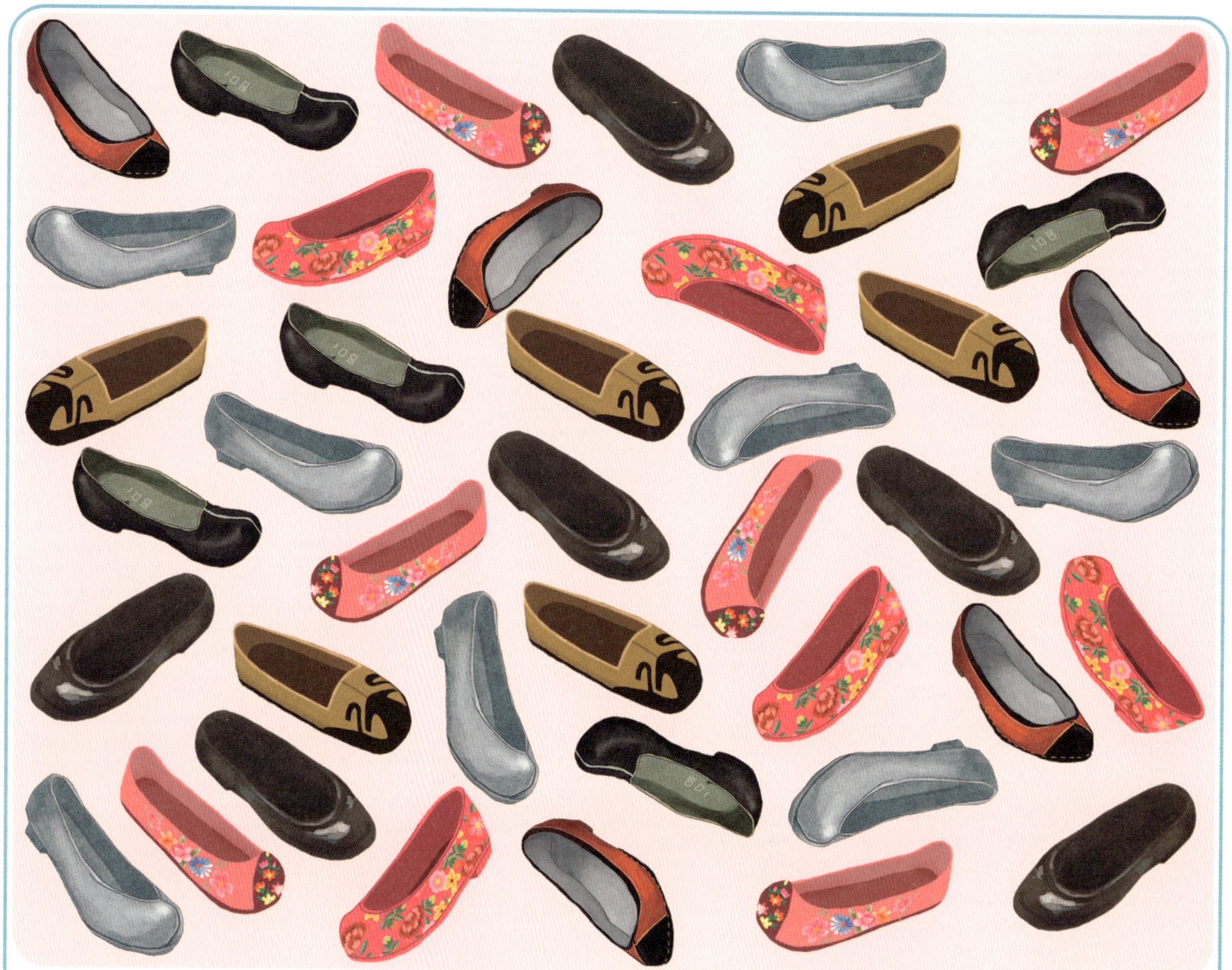

| 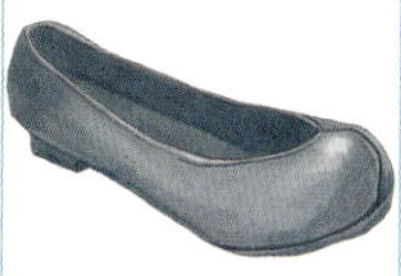 | 켤레 | 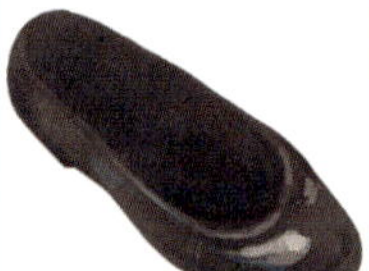 | 켤레 | 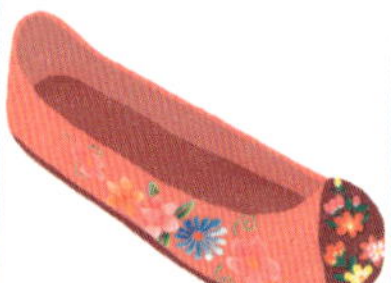 | 켤레 |

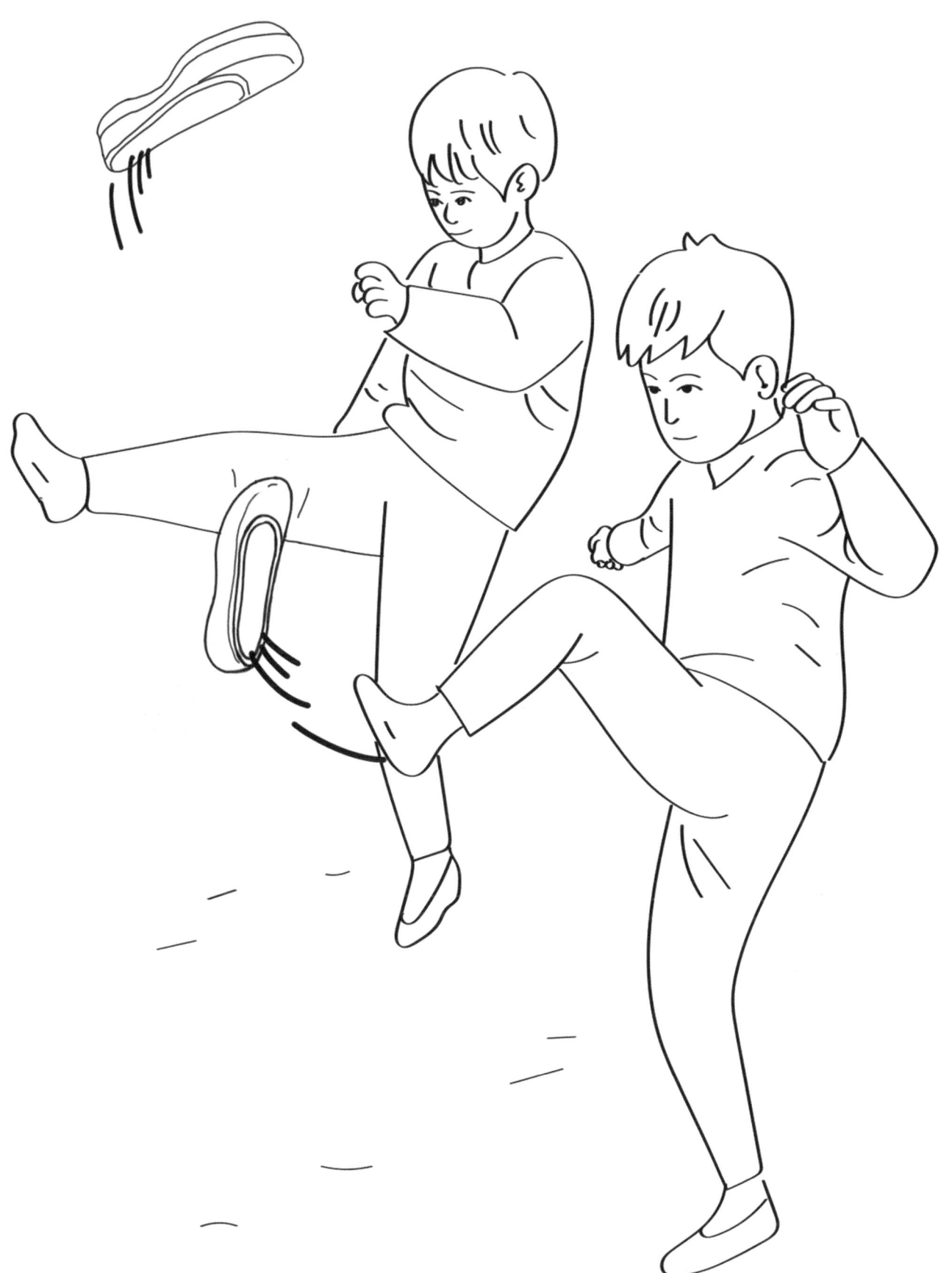

리어카 놀이

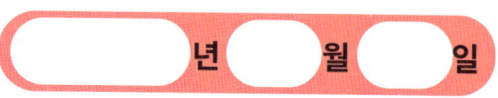

회상

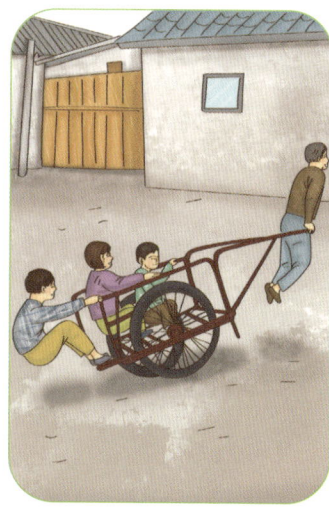

- 예전에 리어카에 주로 무엇을 실으셨어요?

- 리어카 놀이는 누구와 어디에서 주로 하셨어요?

- 리어카와 관련해서 생각나는 추억을 적거나 이야기해 보세요.

인지 활동

왼쪽 보기의 그림이 되게 하려면 오른쪽 문제의 그림과 몇 번 그림을 합쳐야 할까요?

보기 = 문제

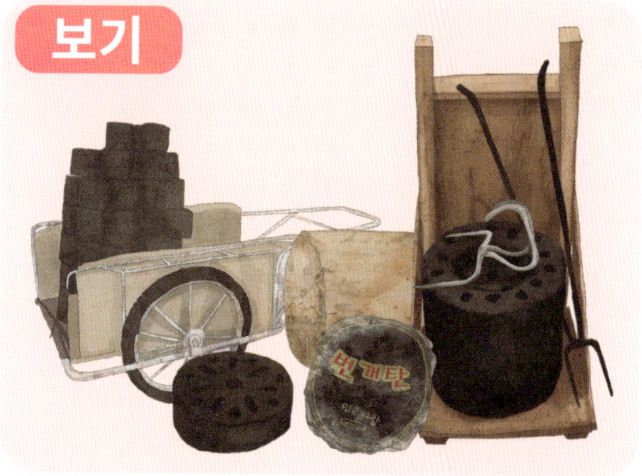

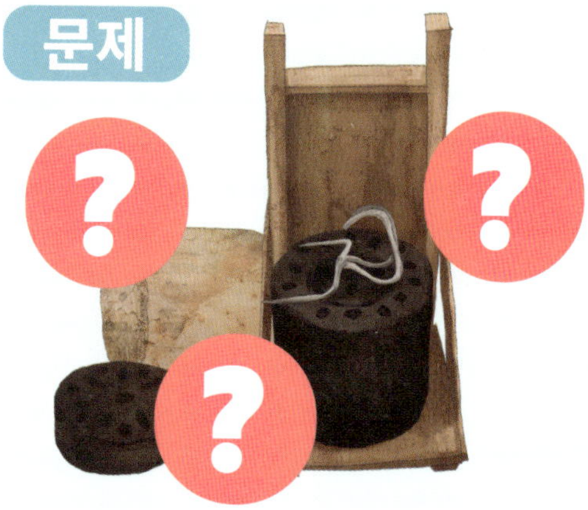

① 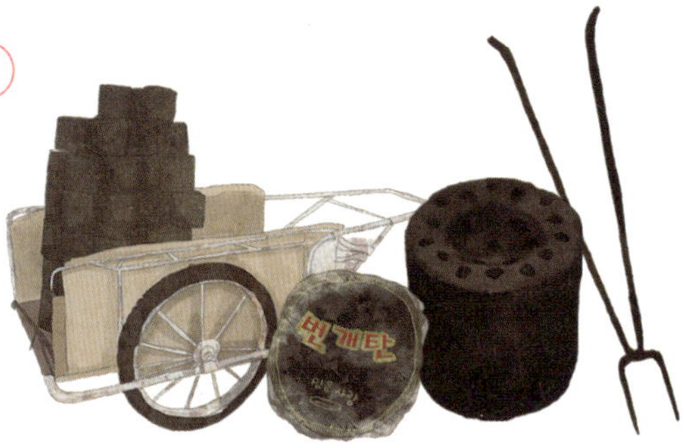 ② 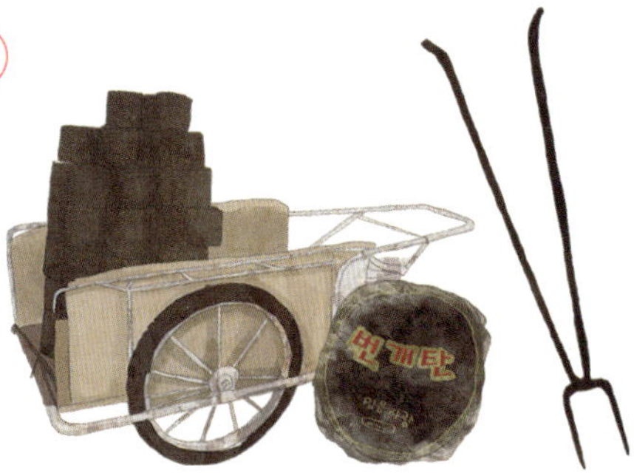 ③ 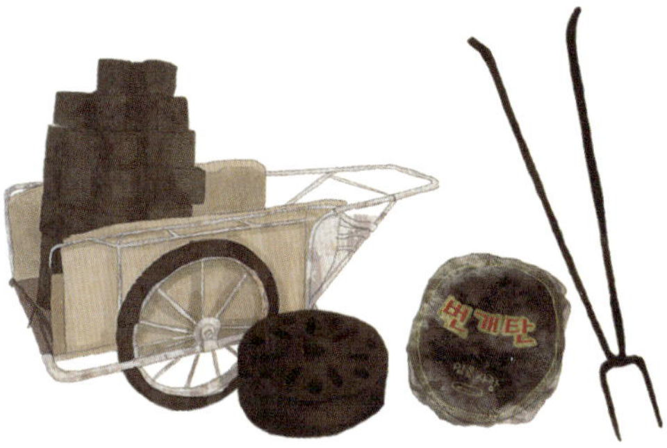 ④

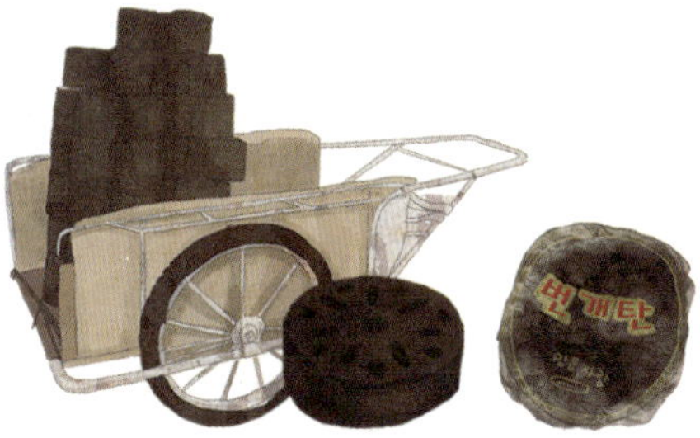

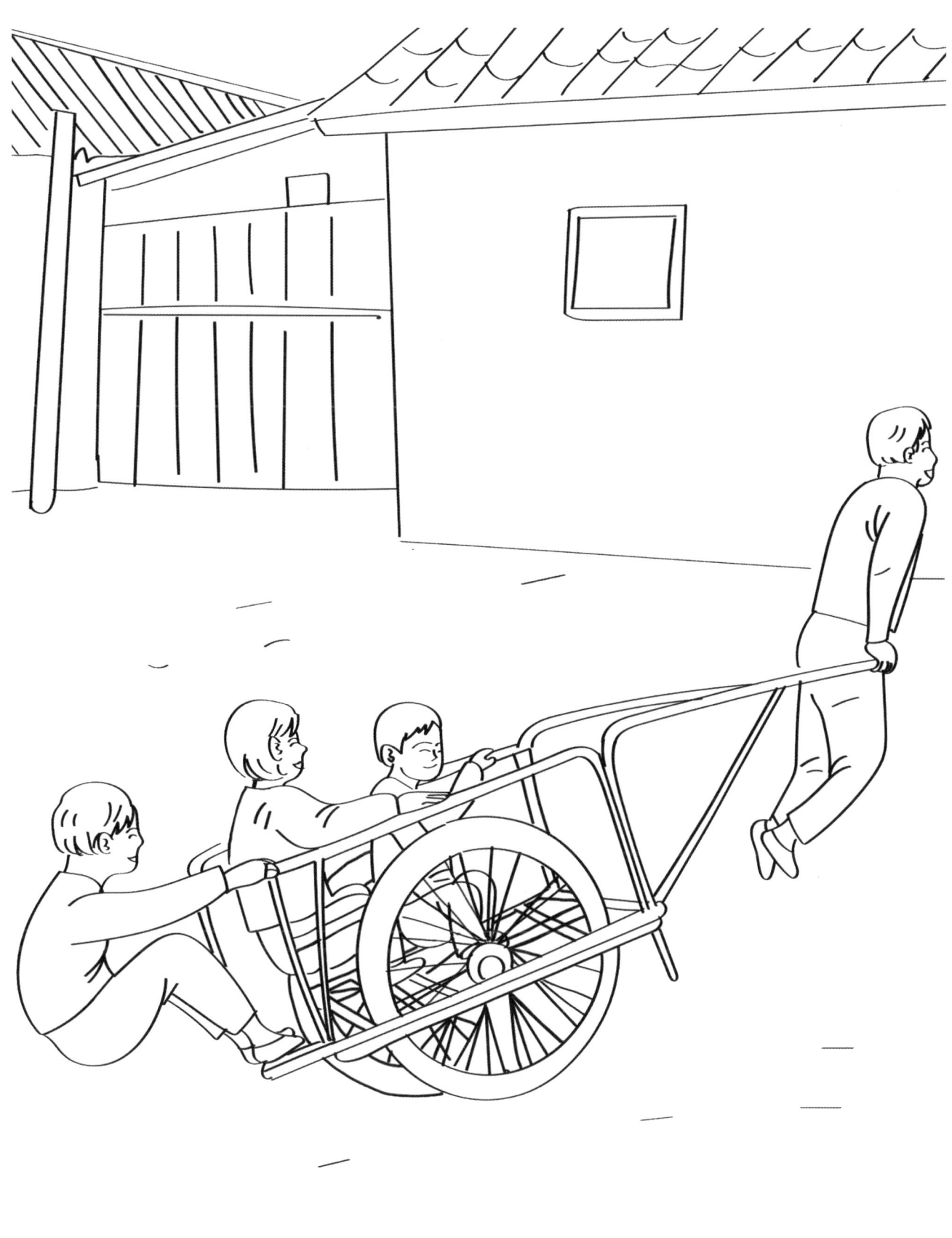

소꿉놀이

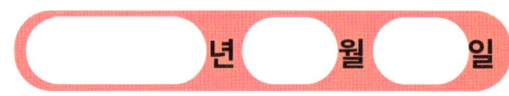
년　월　일

회상

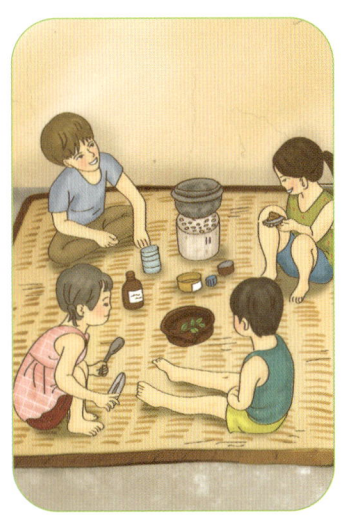

- 어릴 때 소꿉놀이는 누구와 주로 하셨나요?

- 소꿉놀이는 몇 살 정도에 하셨어요?

- 소꿉놀이에는 주로 어떤 도구나 재료를 사용했나요?

인지 활동

왼쪽 그림이 현재 어떤 모습으로 변화했는지 오른쪽 그림에서 찾아 선으로 연결해보세요.

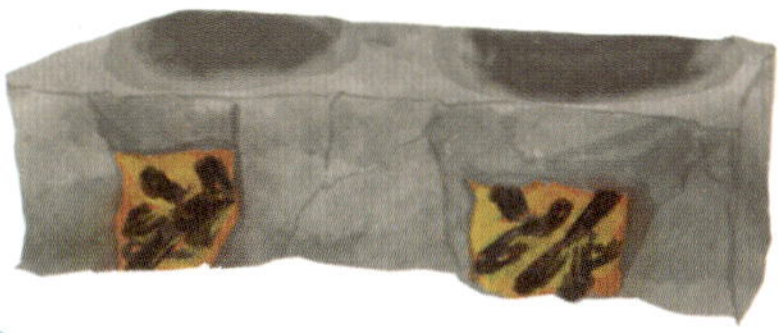

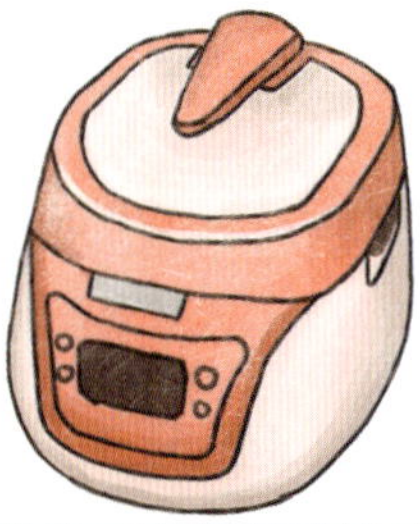

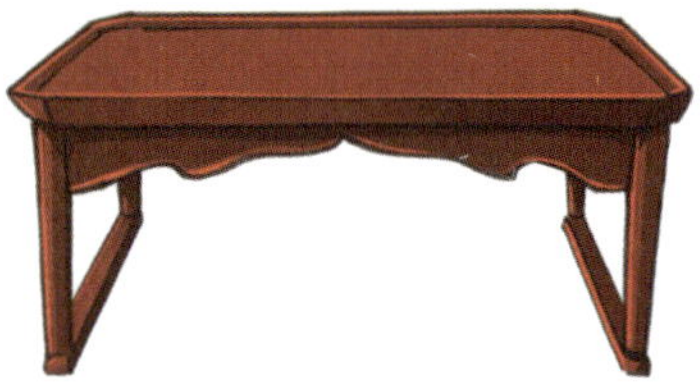

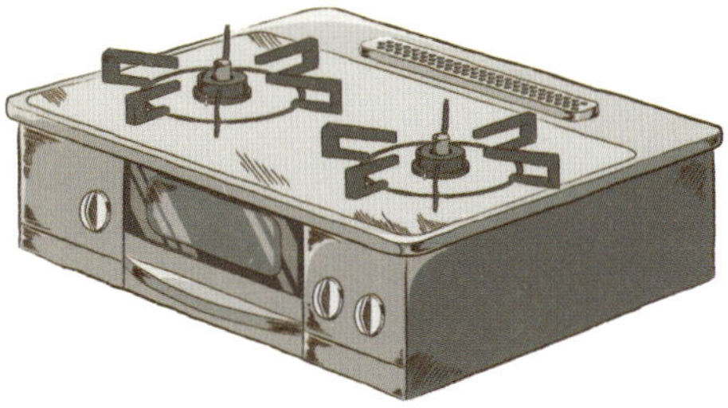

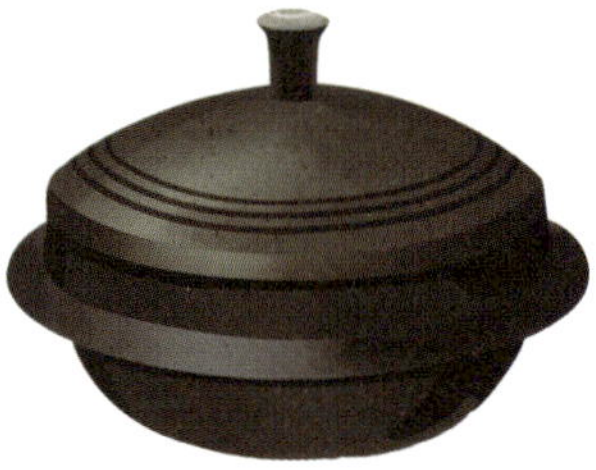

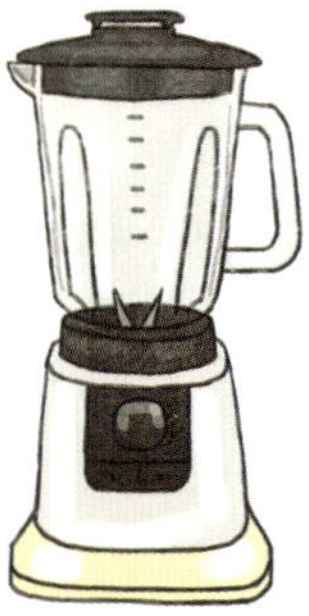

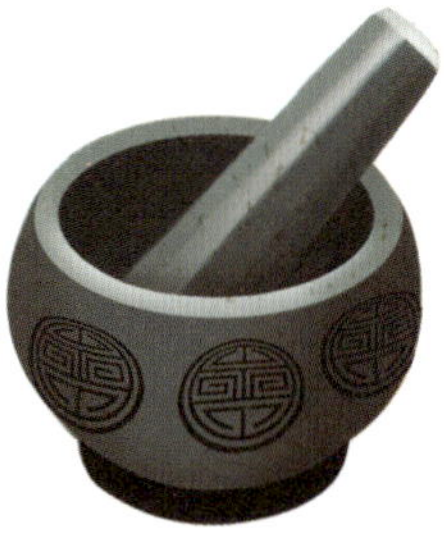

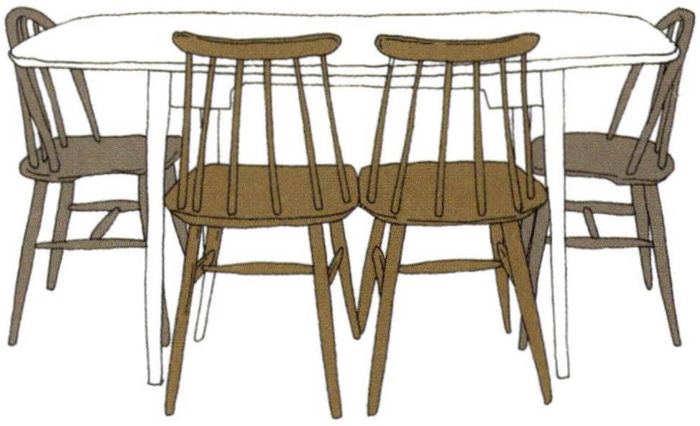

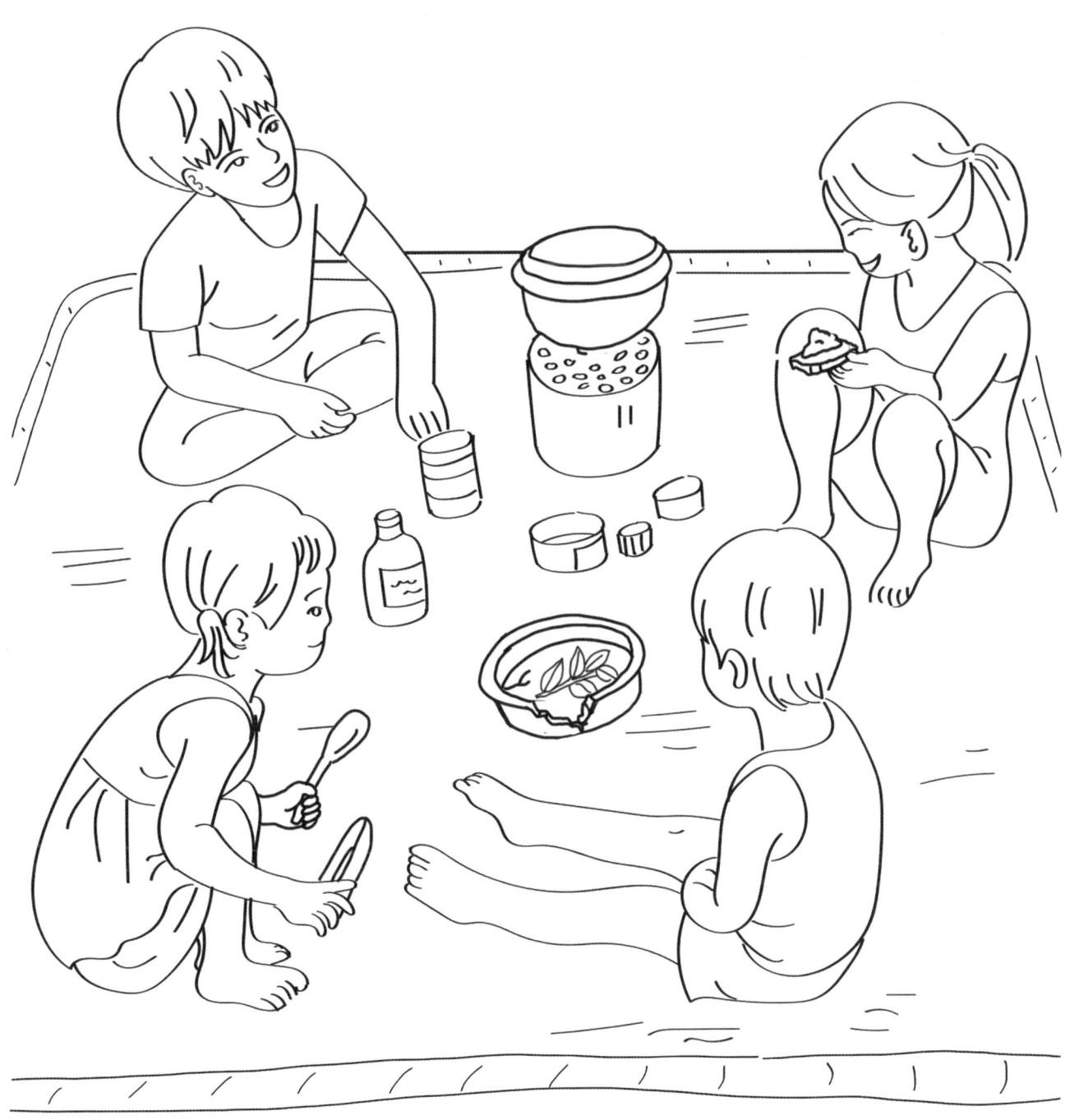

아카시아 파마

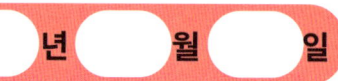 년 월 일

회상

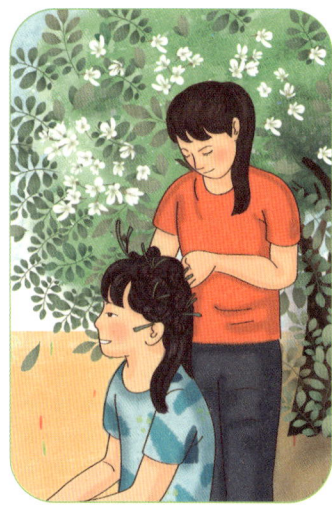

- 어릴 때 아카시아 나무가 있던 곳이 어디였어요?

- 아카시아 꽃은 어떤 향기가 났었나요?

- 아카시아 꽃이나 잎으로 무엇을 하셨나요?

인지 활동

1. 꽃 그림을 보고 네모칸에 이름을 적거나 이야기해 보세요.
2. 꽃이 피는 순서대로 동그라미 안에 번호를 적어 보세요.

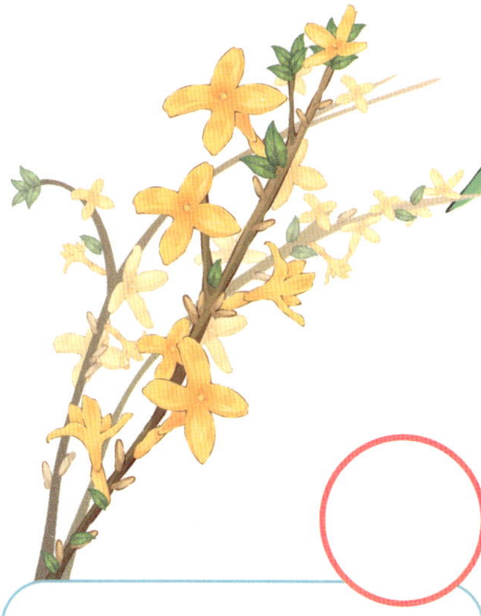

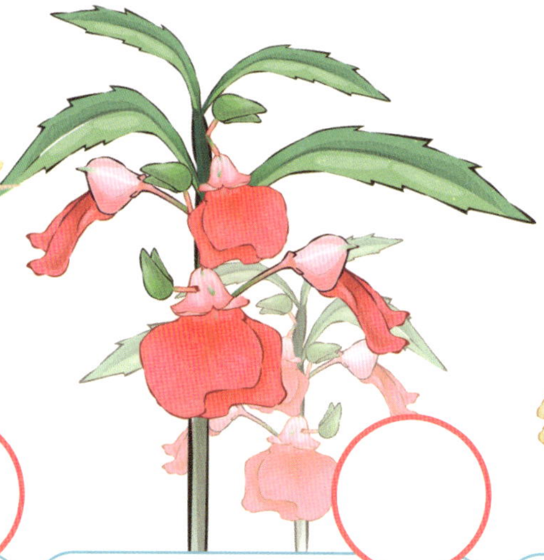

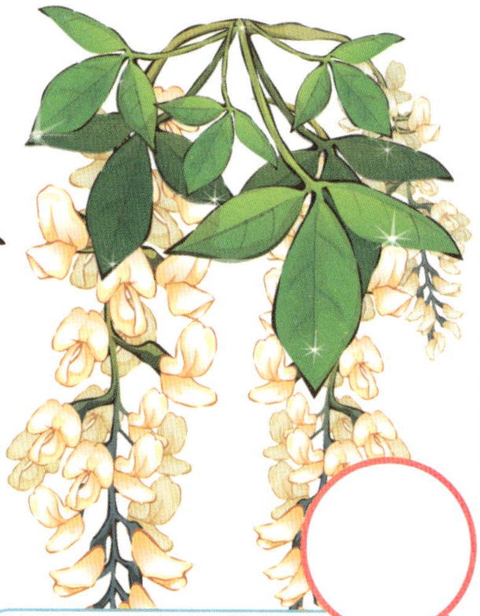

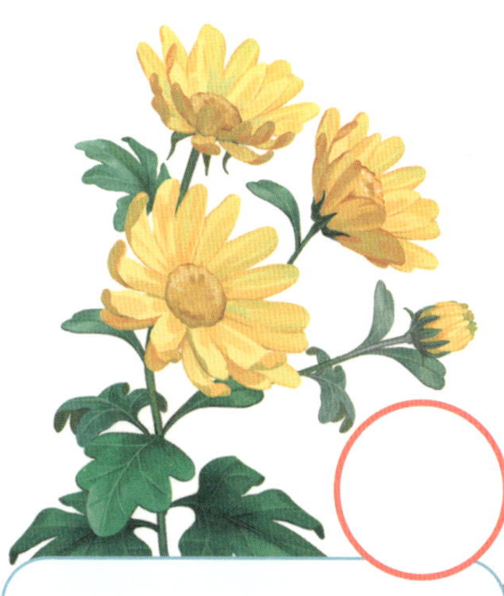

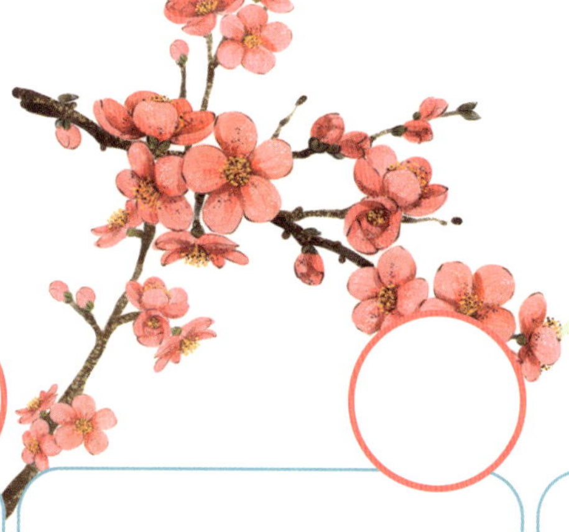

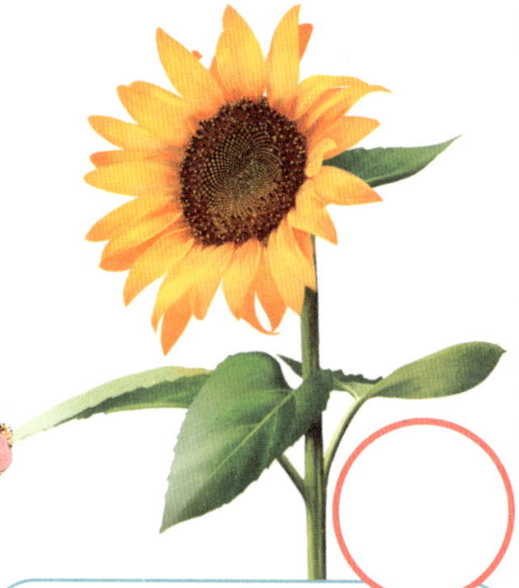

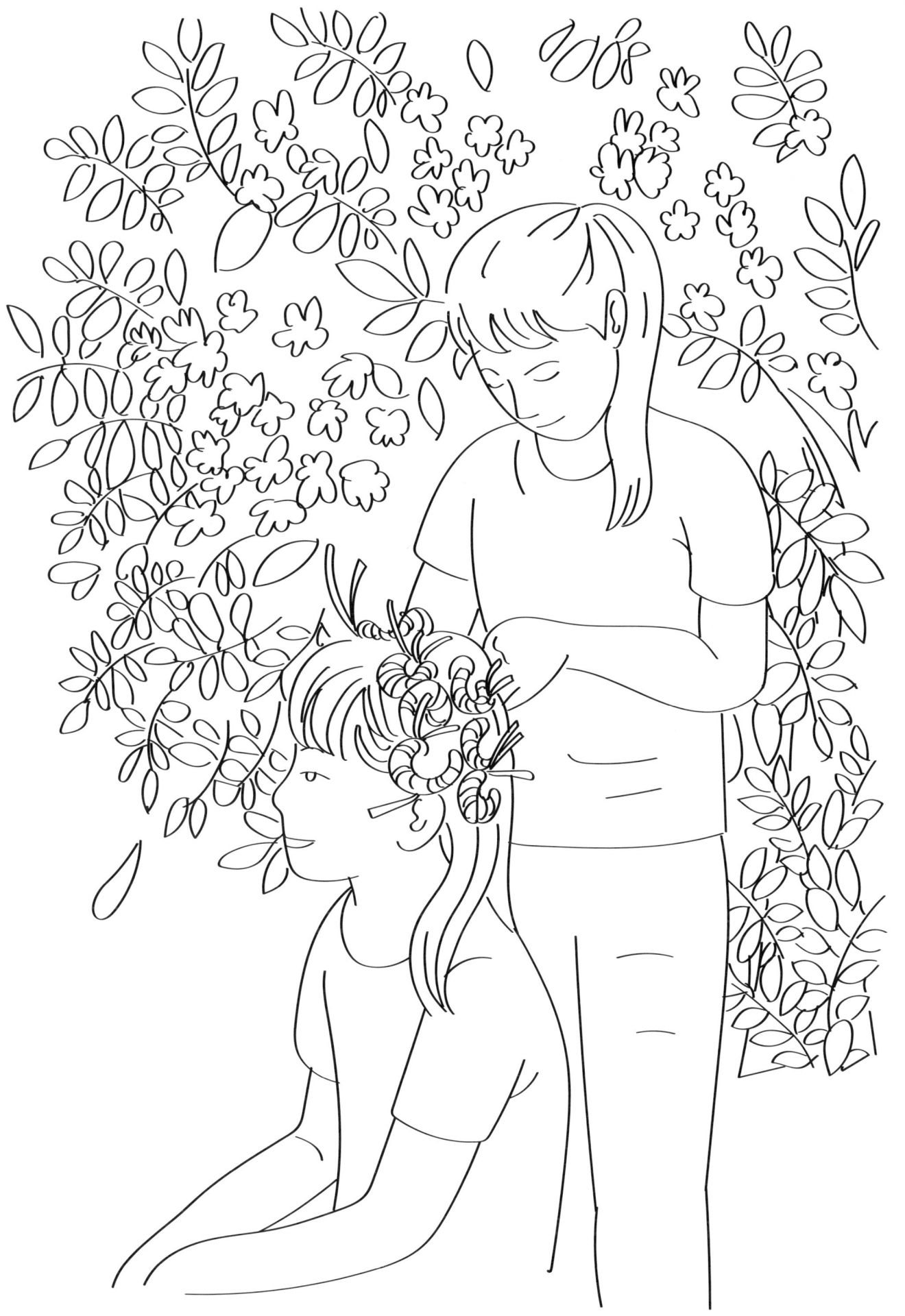

정월대보름

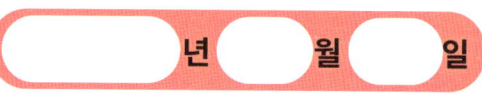

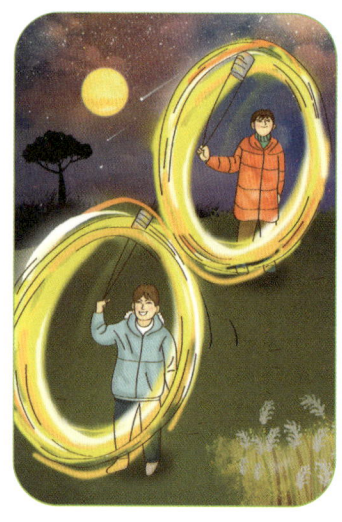

회상

- 정월대보름에는 어떤 음식을 먹었나요?

- 정월대보름에 했던 놀이나 행사에는 어떤 것이 있나요?

- 쥐불놀이와 관련된 경험을 적거나 이야기해 보세요.

인지 활동

아래에는 정월대보름과 관련된 행사나 음식 그림이 있습니다. 그림과 초성을 보고 빈 칸을 완성해 보세요.

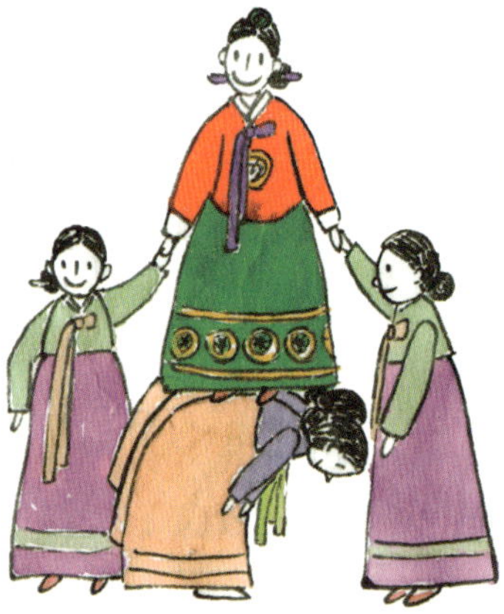

| ㅇ | ㅂ |

| ㄴ | ㄷ | ㄹ | ㅂ | ㄱ |

| ㅈ | ㅅ | ㅂ | ㄱ |

| ㄱ | ㅂ | ㅇ | ㅅ |

| ㄷ | ㅈ | ㅌ | ㅇ | ㄱ |

| ㄱ | ㅆ | ㅇ |

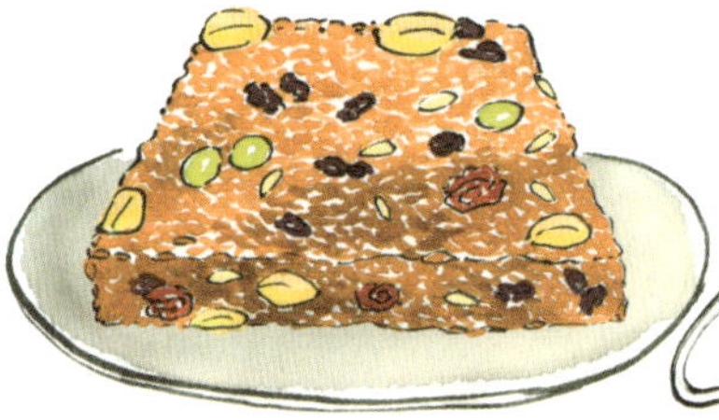

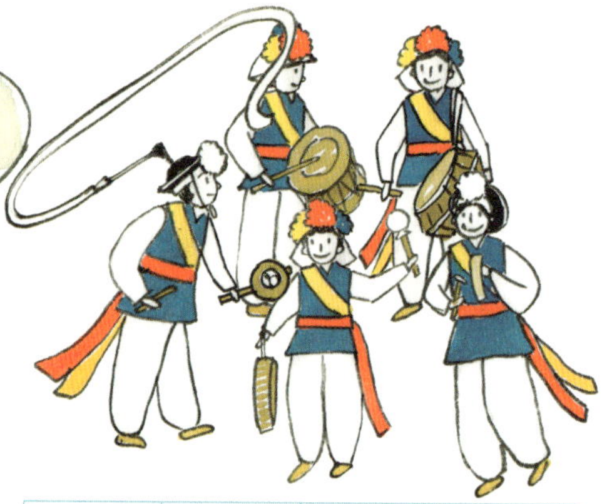

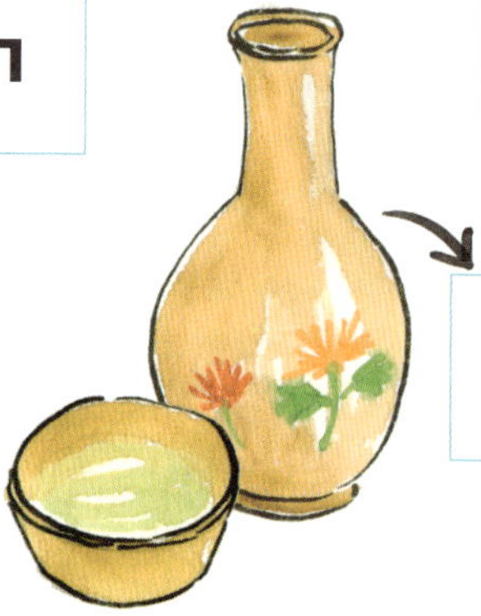

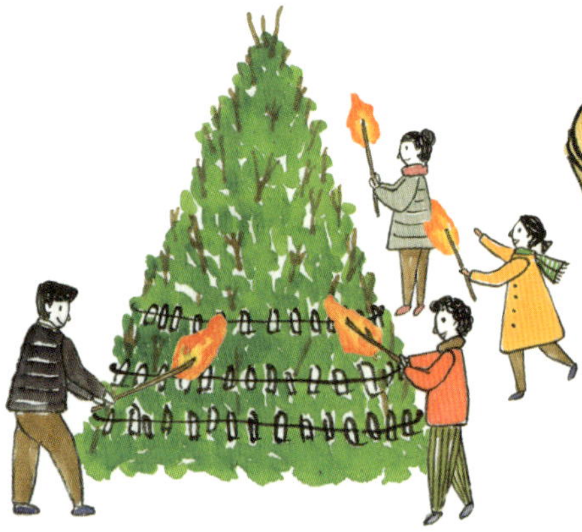

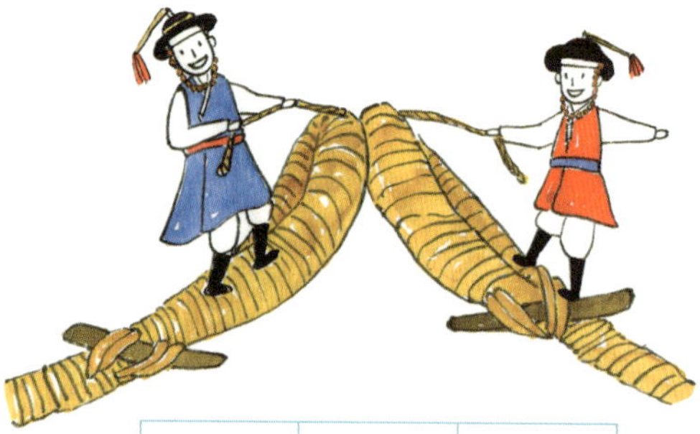

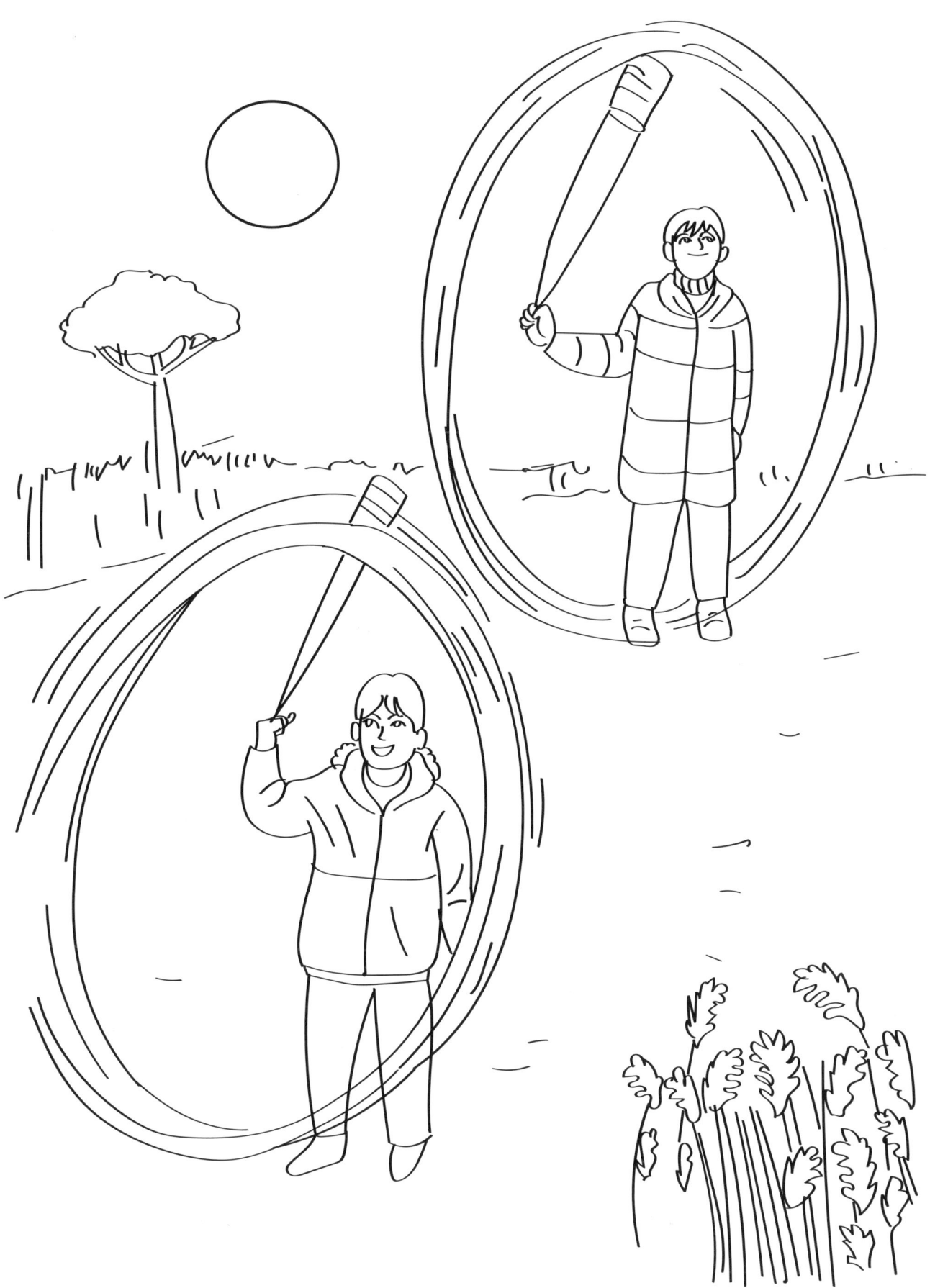

연날리기

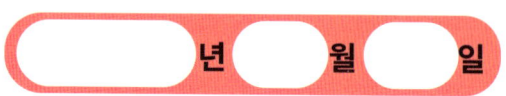

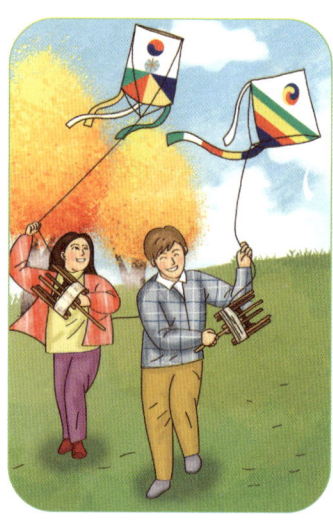

회상

- 연날리기는 주로 언제 하셨어요?

- 연은 무슨 재료로 만드셨어요?

- 어떻게 하면 연을 잘 날릴 수 있나요?

인지 활동

왼쪽 그림과 오른쪽 그림을 비교해보고 다른 곳을 5군데 찾아 오른쪽 그림에 ○ 해 주세요.

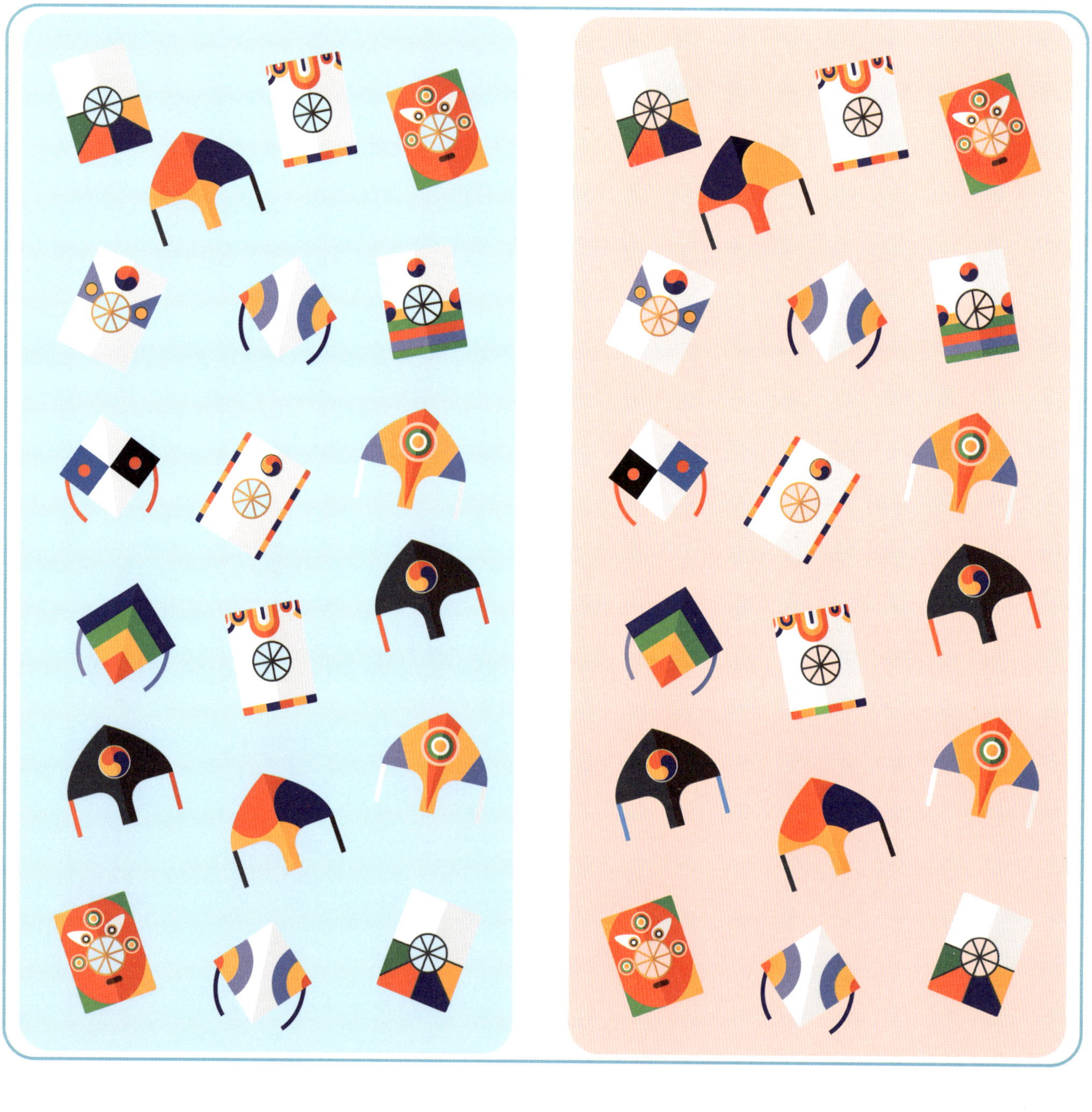

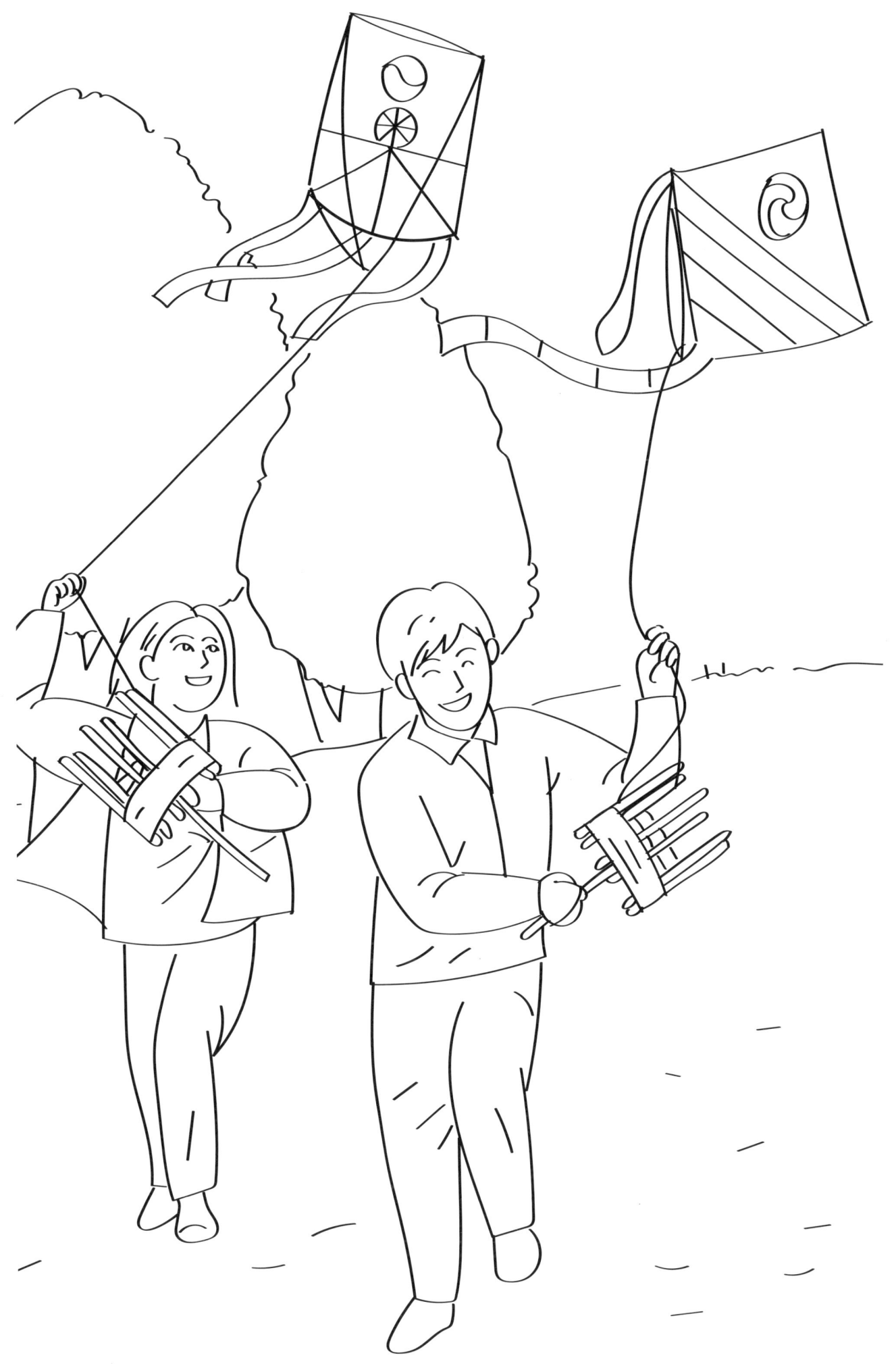

고드름

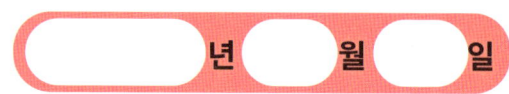

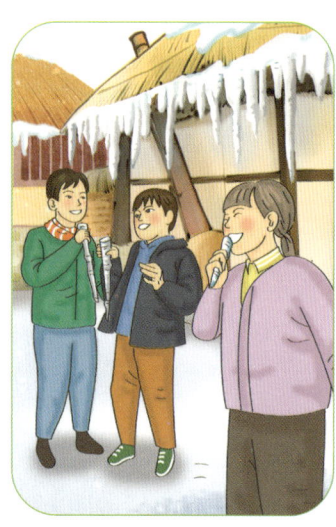

회상

- 예전에 고드름은 주로 어디에 열렸나요?

- 고드름을 가지고 무엇을 하고 노셨나요?

- 고드름 동요 가사를 적거나 노래를 불러보세요.

인지 활동

1. 예전 어렸을 때 겨울에 먹던 간식이 아닌 음식에 X 해 보세요.
2. 음식 이름을 그림 아래에 적어보세요.

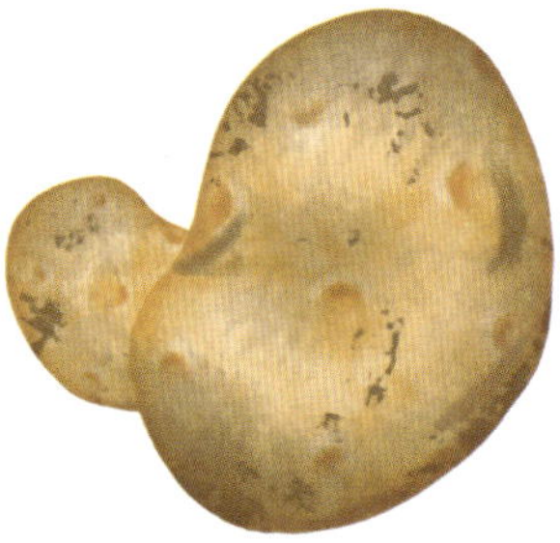

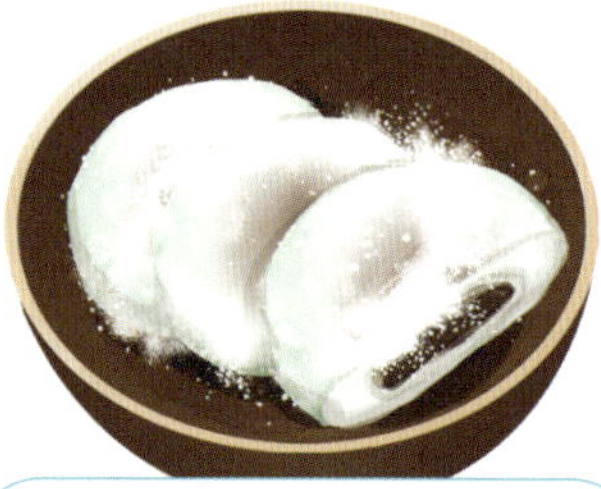

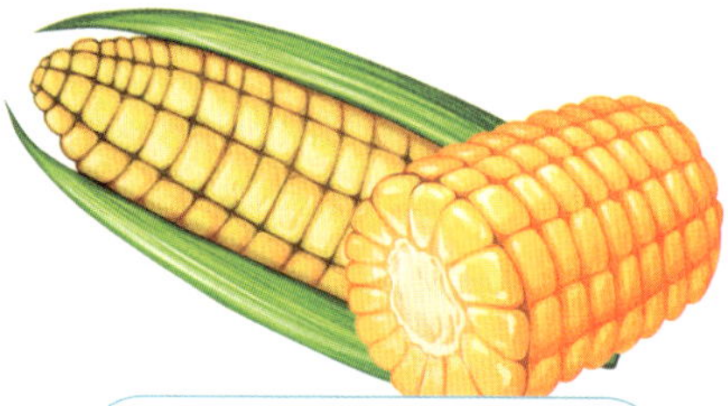

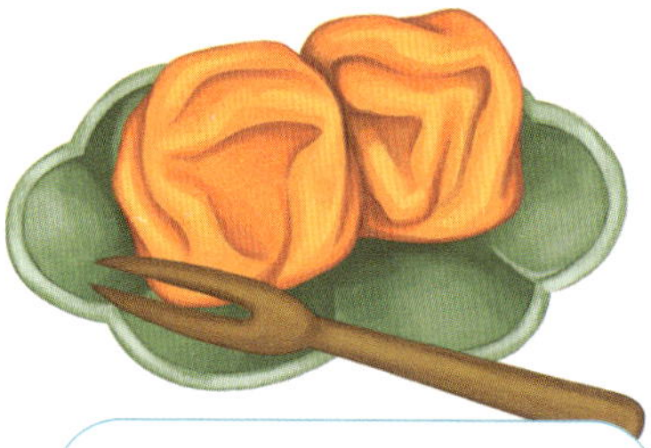

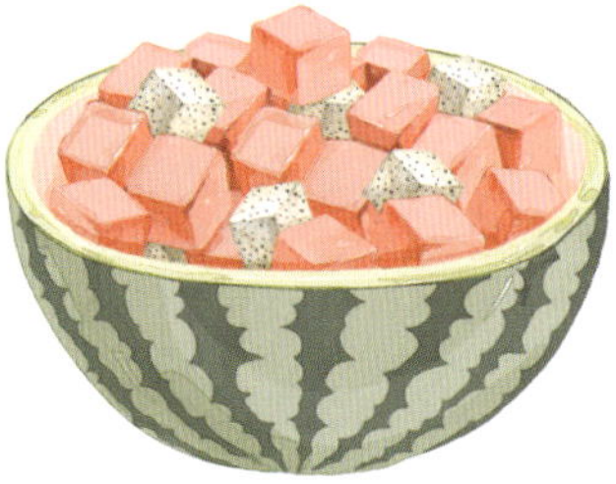

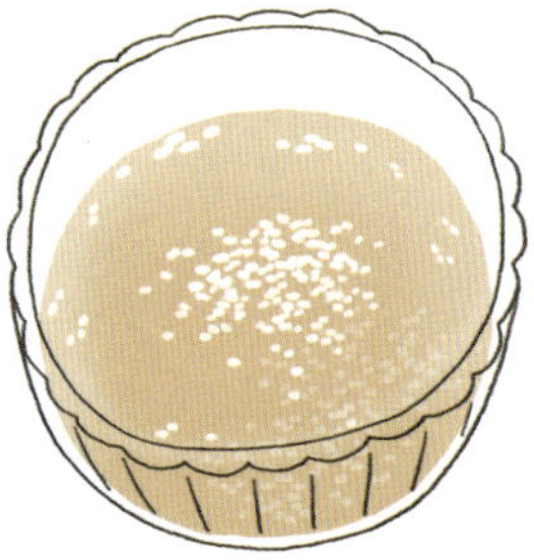

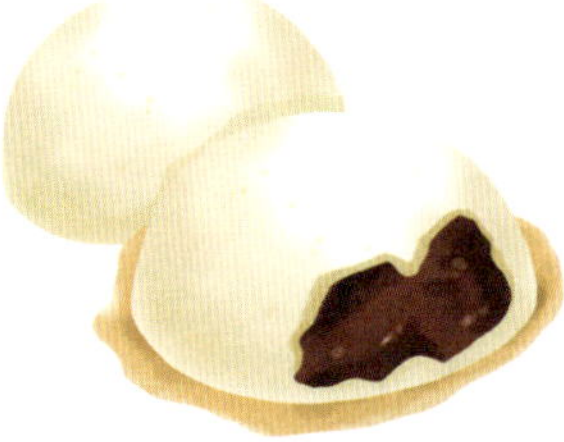

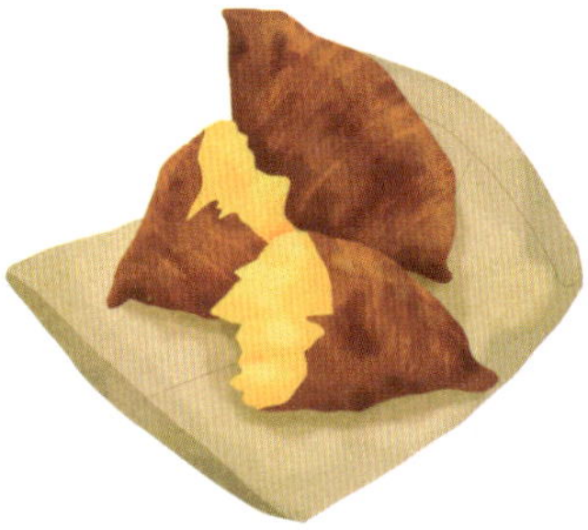

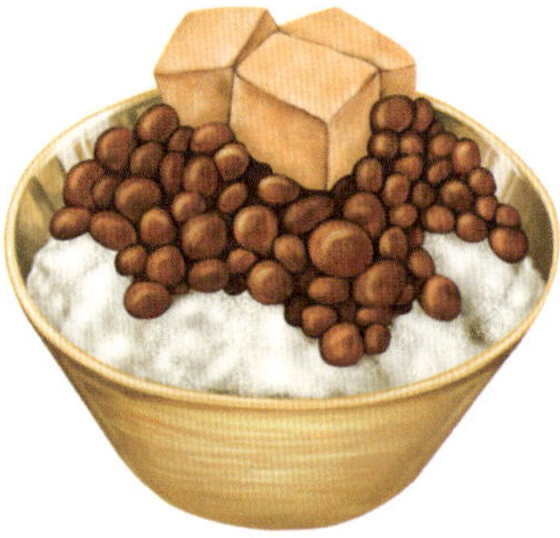

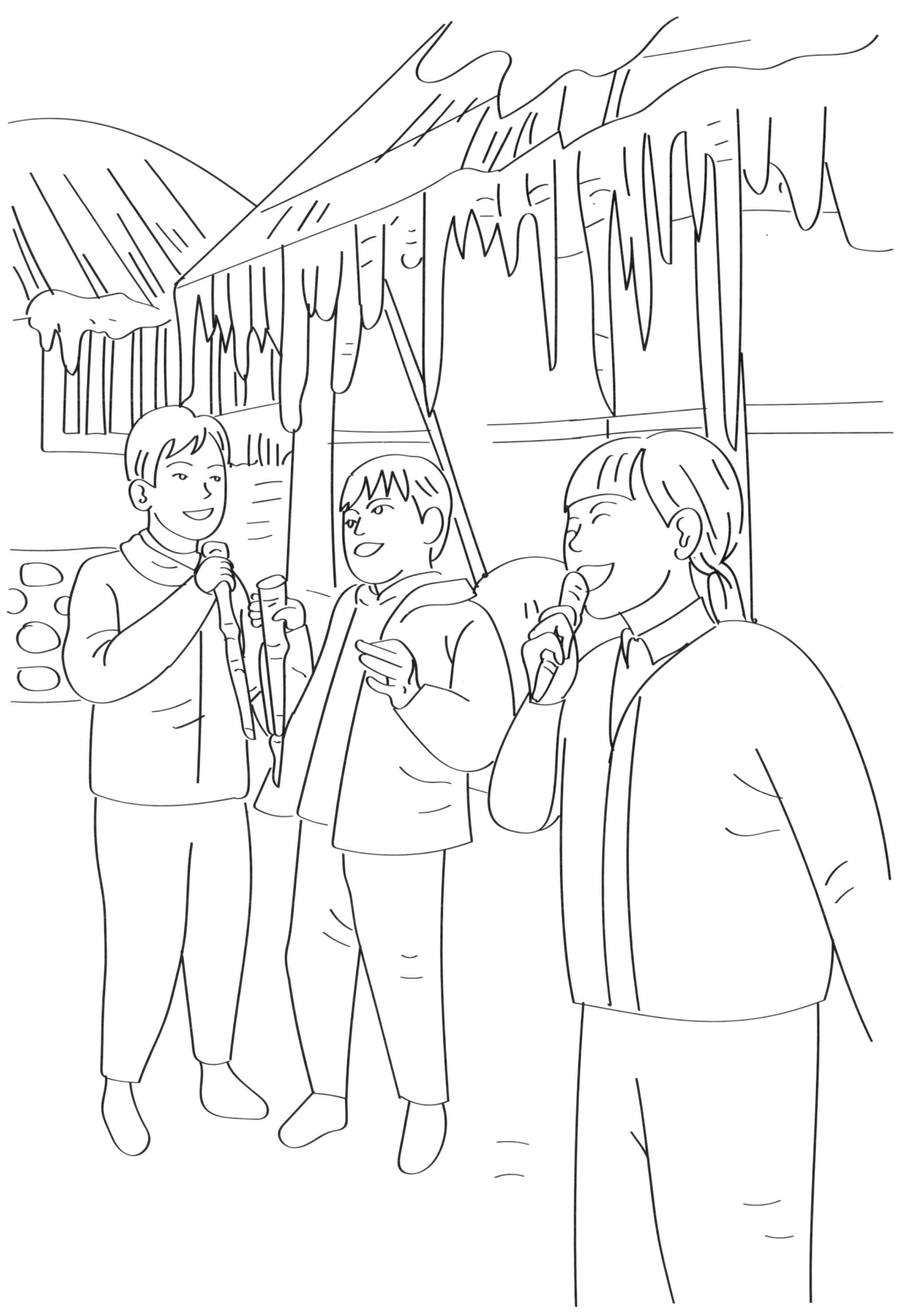

곤충 채집

년 월 일

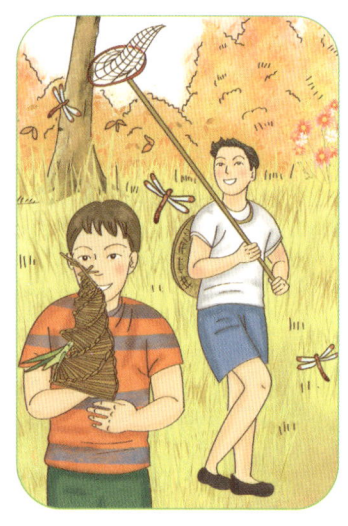

회상

- 어릴 때 제일 많이 잡은 곤충은 어떤 곤충이었나요?

- 잡은 곤충은 어떻게 가지고 노셨어요?

- 좋아했던 곤충과 싫어했던 곤충을 적어보세요.

인지 활동

1. 아래 곤충을 보고 두 글자 이름 곤충에 ○ 해 주세요.
2. 세 글자 이름 곤충에 △ 해 주세요. 네 글자 이상으로 된 곤충에는 □ 해 주세요.
3. 각 곤충 이름을 그림 아래에 적어보거나, 이야기해 보세요.

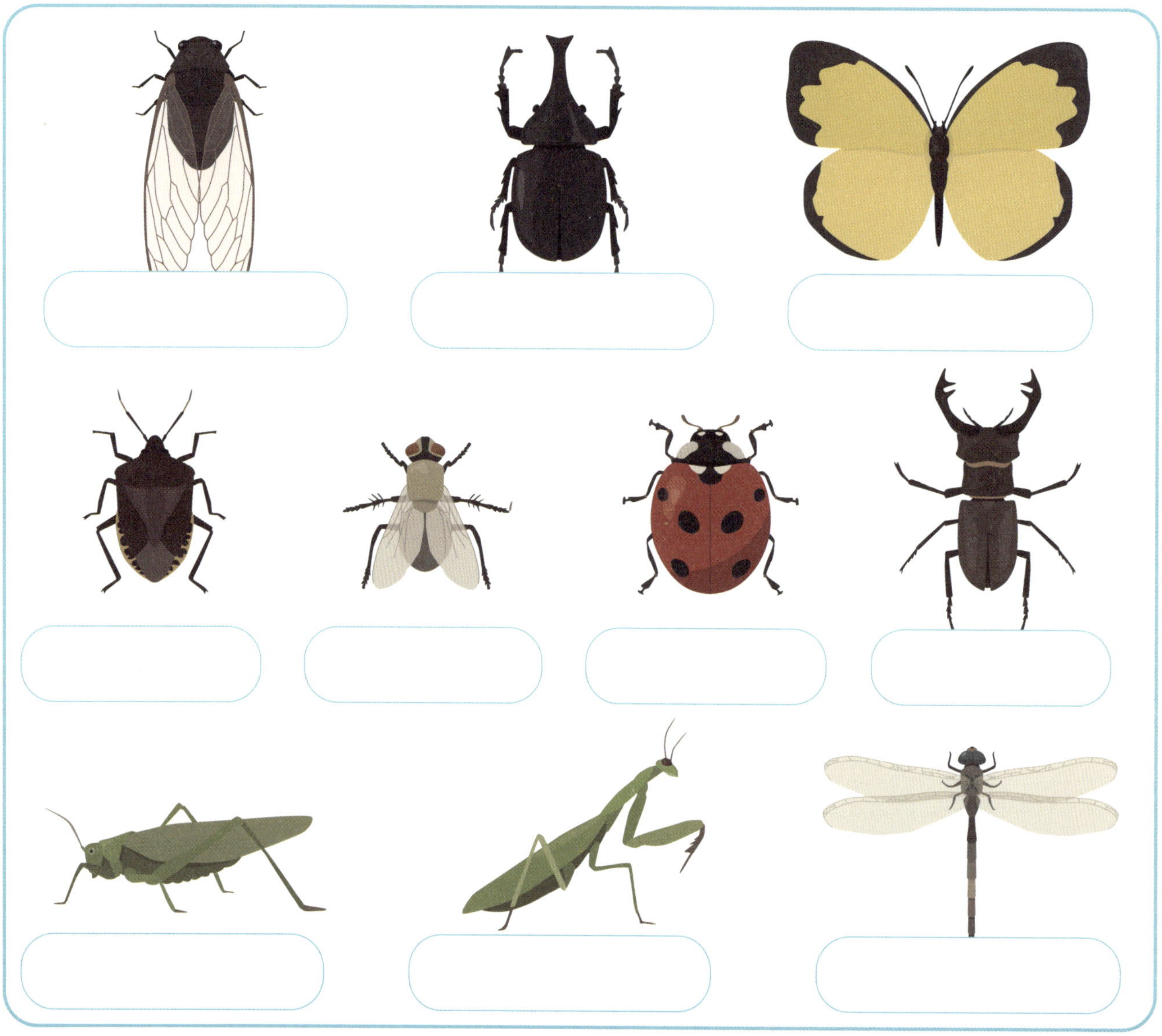

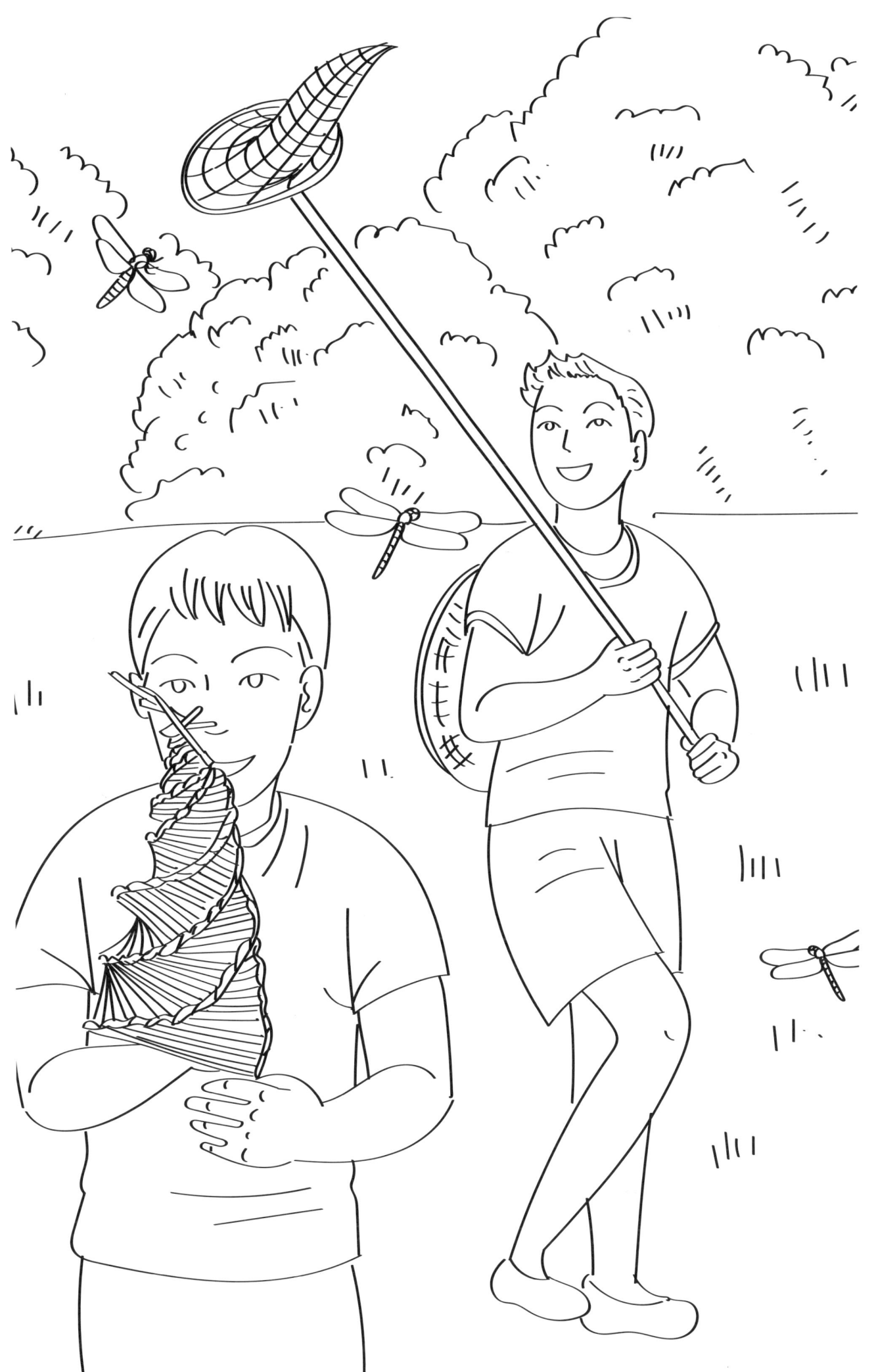

두꺼비집 만들기

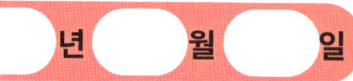 년 월 일

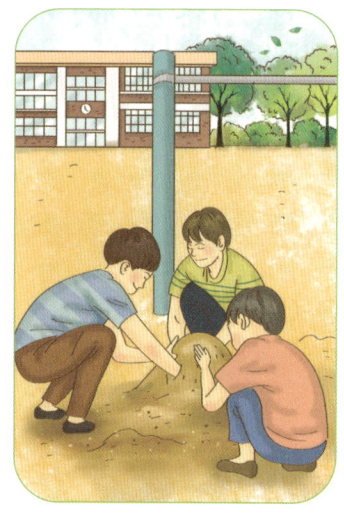

회상

- 두꺼비집 만들기 놀이는 어떻게 하는 놀이인가요?

- 두꺼비집을 만들 때 불렀던 노래를 적거나 불러 보세요.

- 두꺼비집은 주로 어디에서 만드셨나요?

인지 활동

1. 단어 이름에 '두'나 '비'가 사용된 단어를 찾아 ○ 해 보세요.
2. 그림 아래에 이름을 적거나 이야기해 보세요.

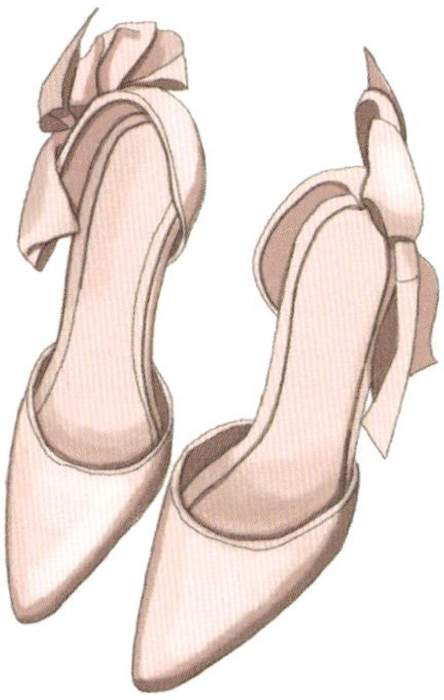

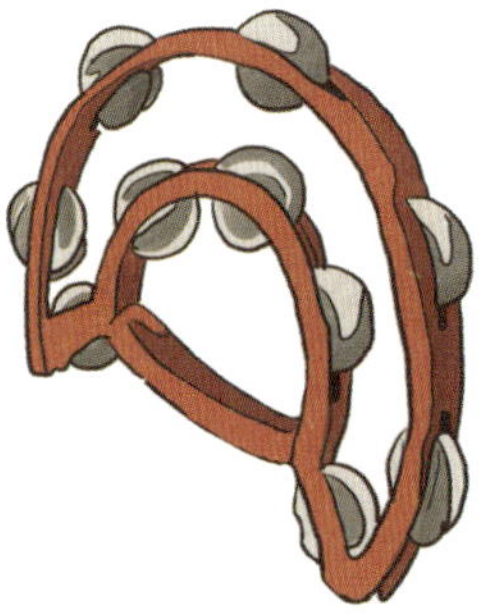

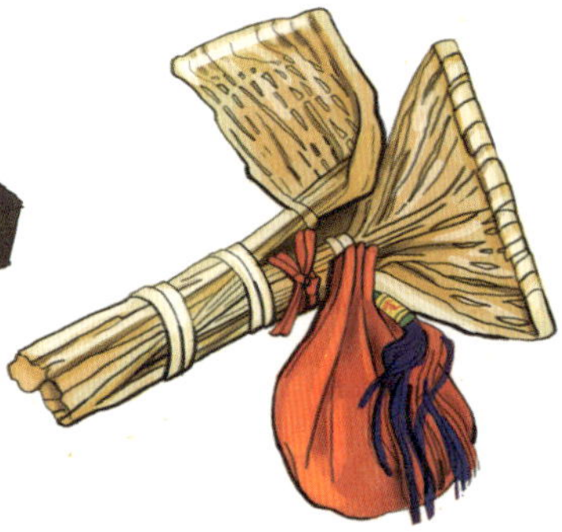

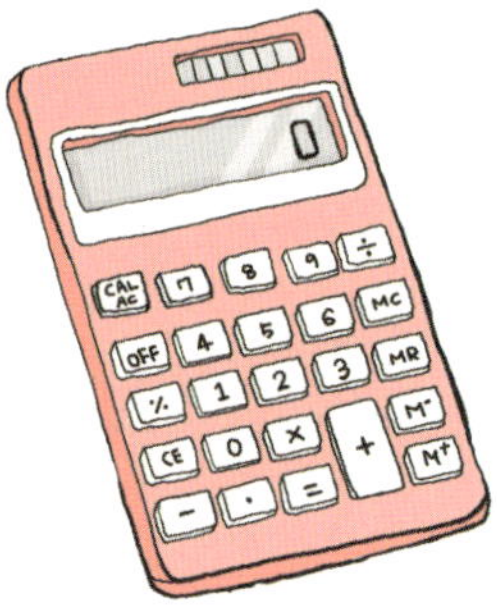

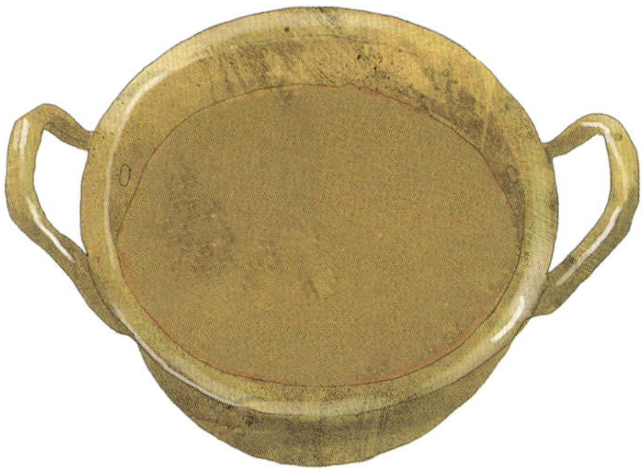

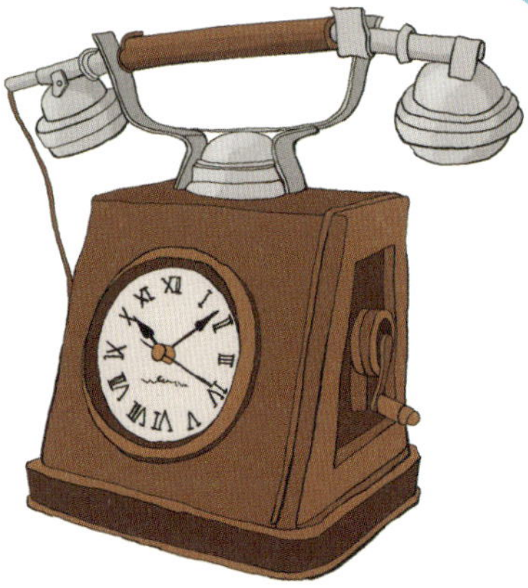

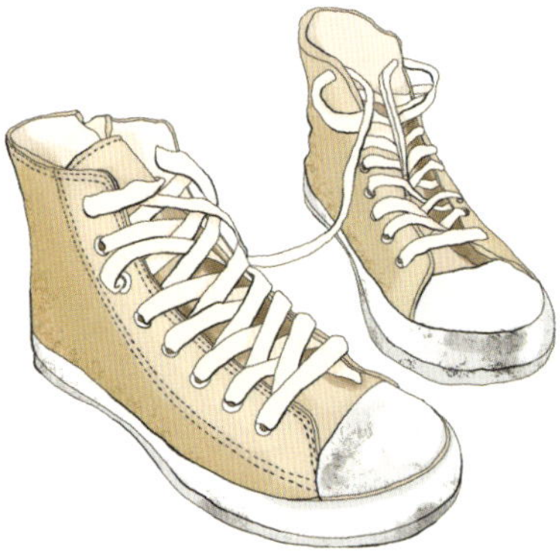

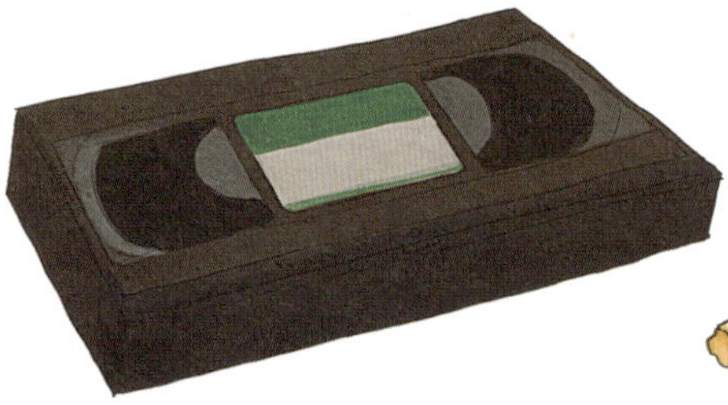

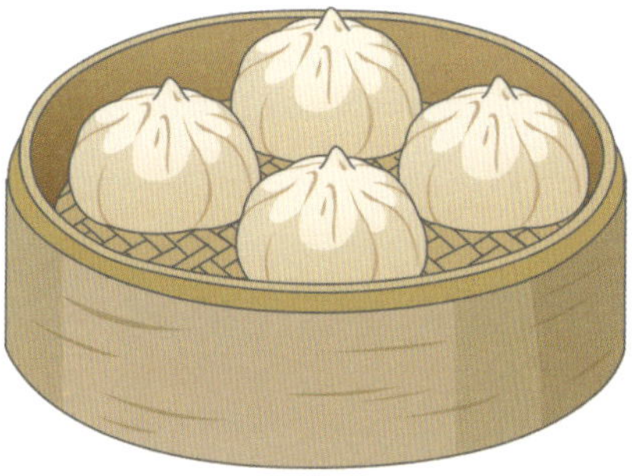

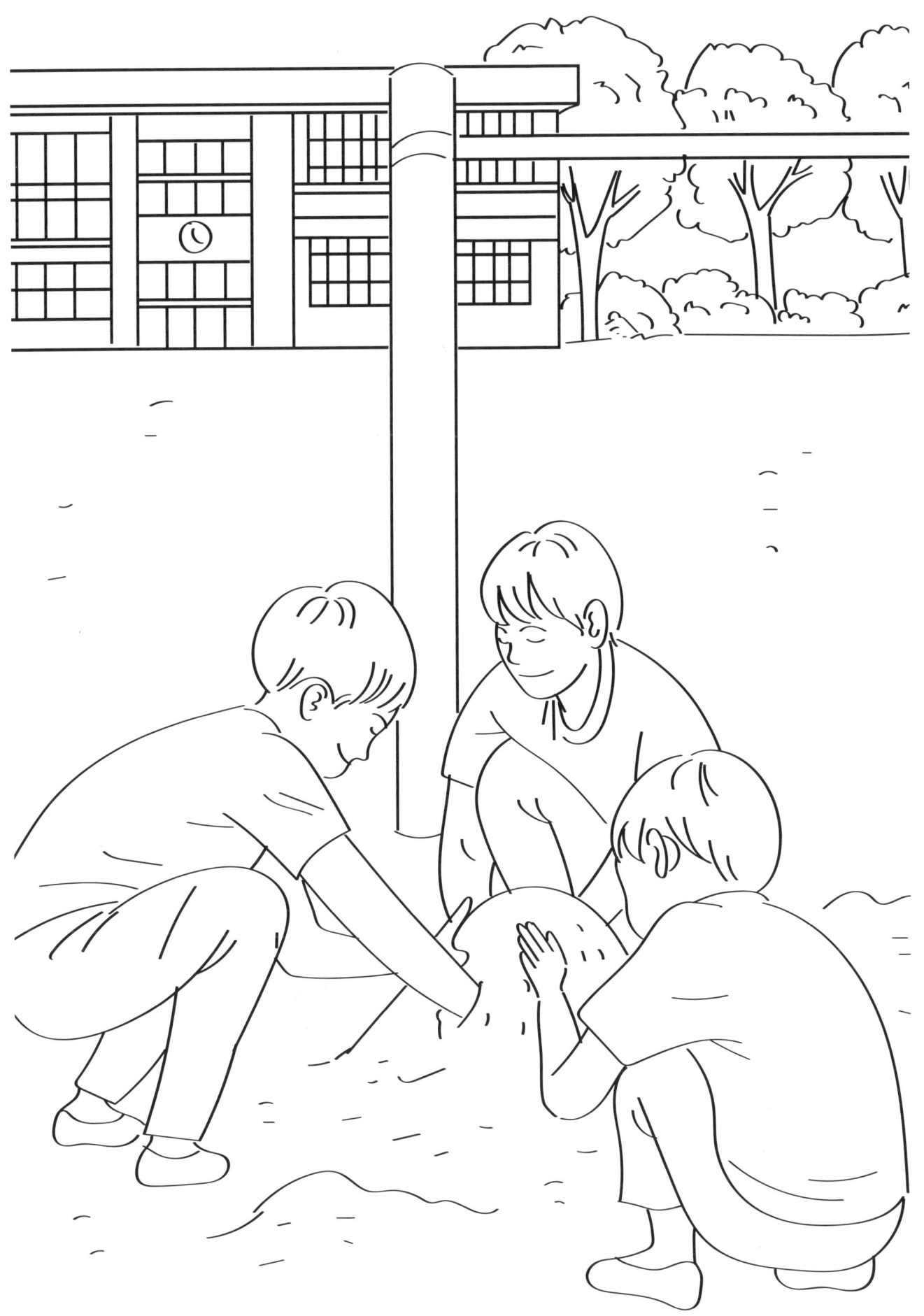

굴렁쇠 굴리기

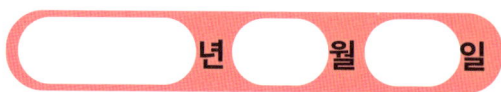 년 월 일

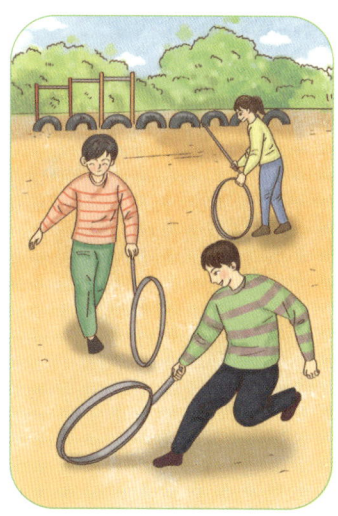

회상

- 굴렁쇠는 무엇을 가지고 만드셨나요?

- 굴렁쇠는 굴리기는 주로 어디에서 하셨나요?

- 굴렁쇠 굴리기는 언제 주로 하셨나요?

인지 활동

1. 무엇을 굴려서 하는 (또는 굴려도 되는) 운동을 찾아 기구 그림에 ○ 하세요.
2. 운동 이름을 그림 아래에 적거나 이야기해 보세요.

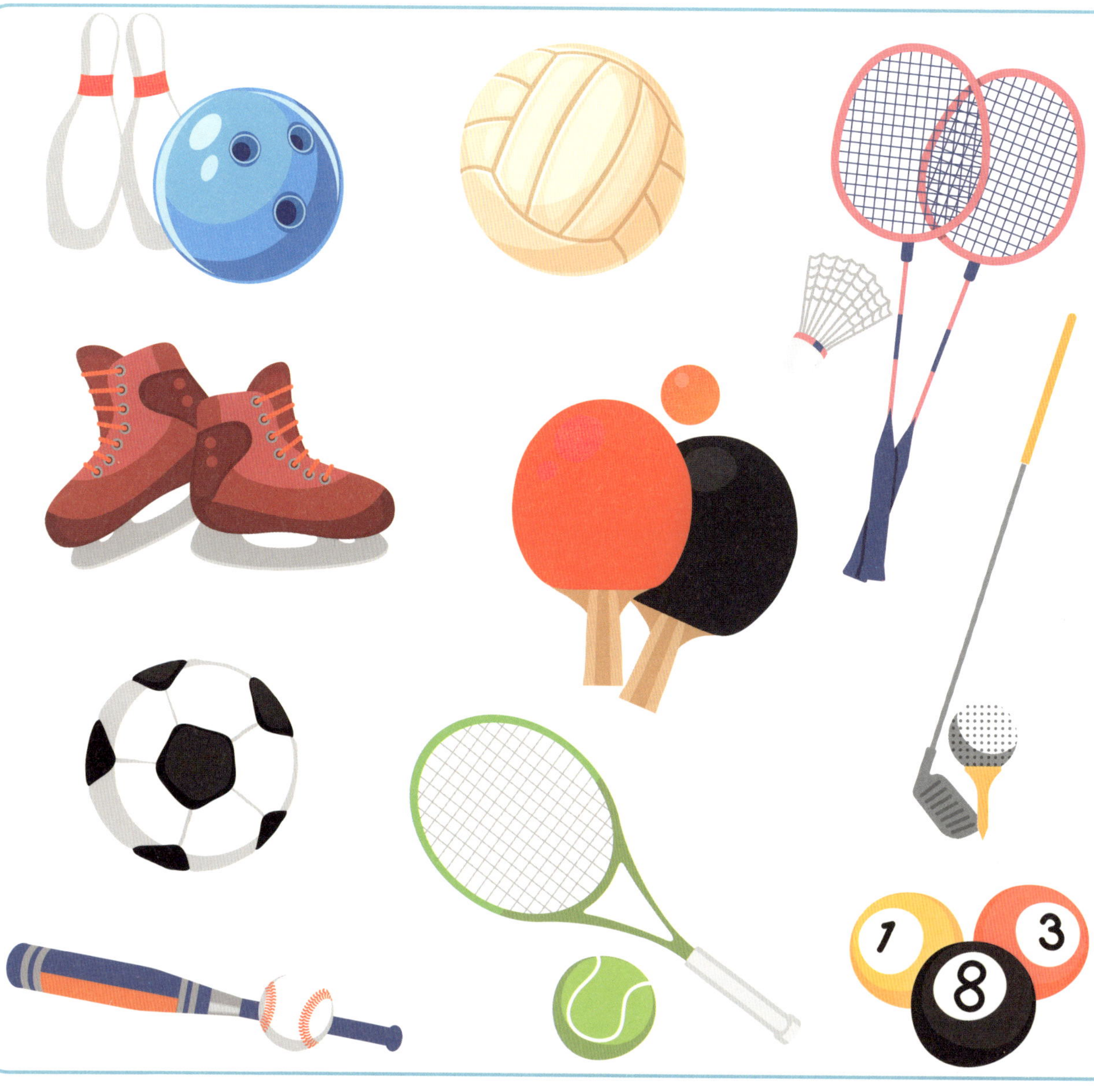

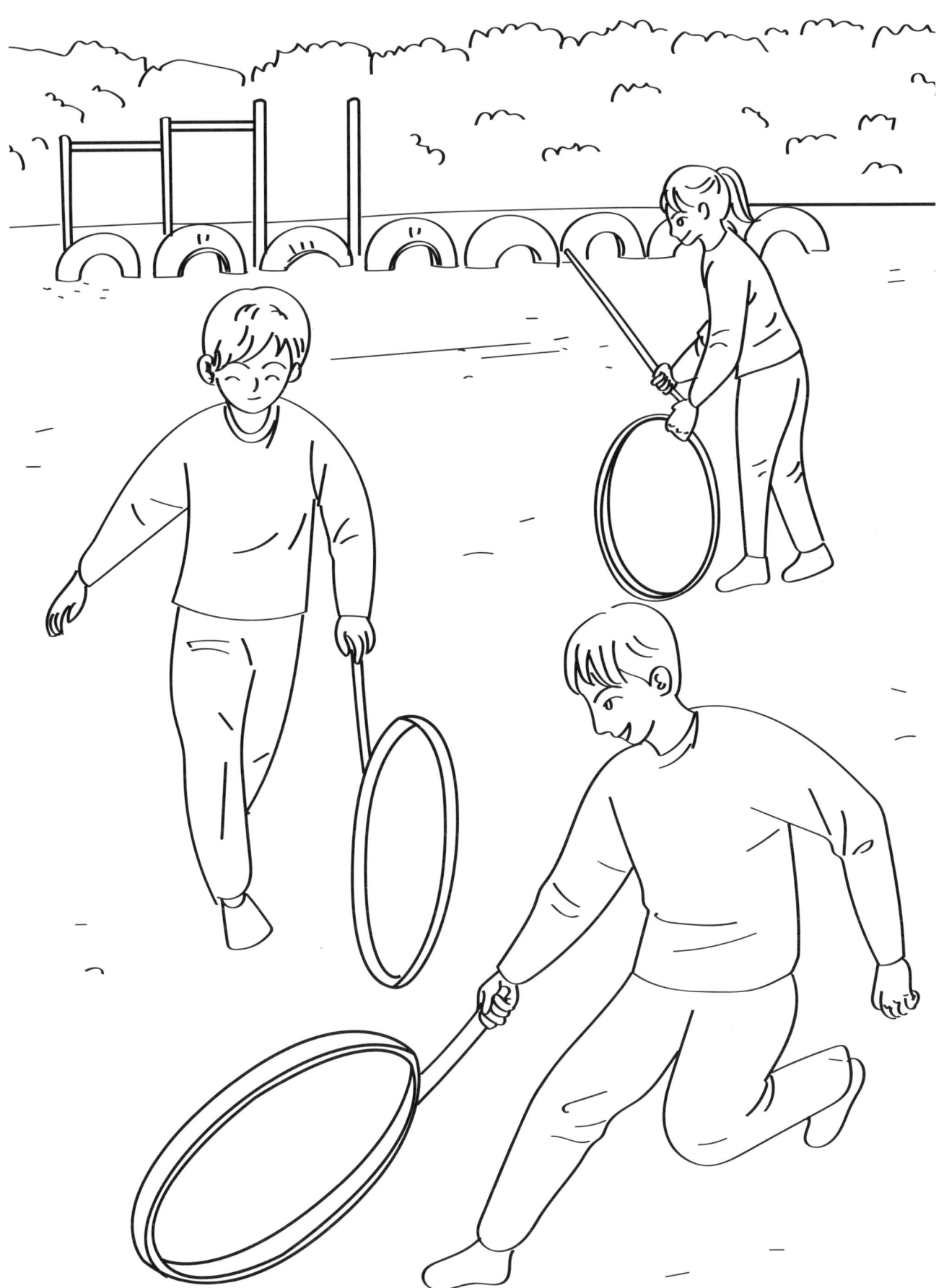

동대문 놀이

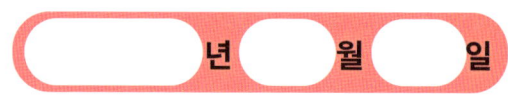

회상

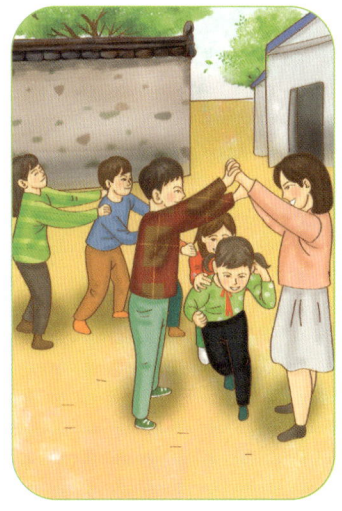

- 동대문 놀이를 할 때 부르던 노래를 적거나 불러보세요.
- 동대문 놀이는 어떻게 하면 잡히는 놀이인가요?
- 동대문 놀이는 누구와 주로 하셨나요?

인지 활동

처음과 마지막 그림 이름을 생각해 보고 끝말잇기를 할 때 가운데 들어갈 단어를 찾아 보기와 같이 ○ 해 주세요.

보기 동대**문** → ? → **구**명조끼 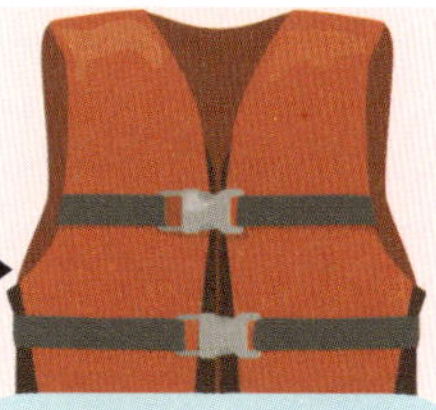
① 문고리　② 정화조　③ 문방구　④ 문구점

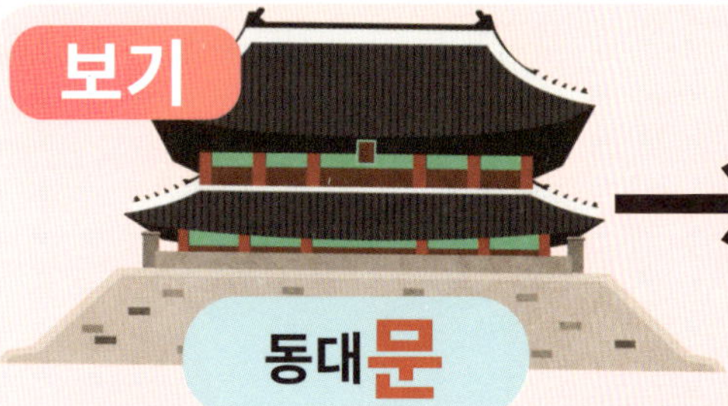

① → ? → 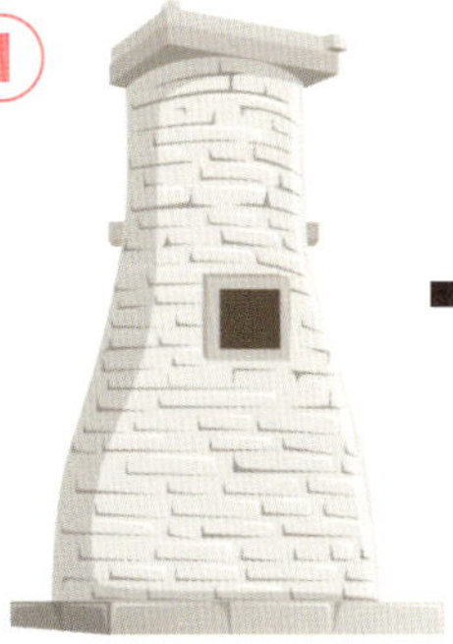 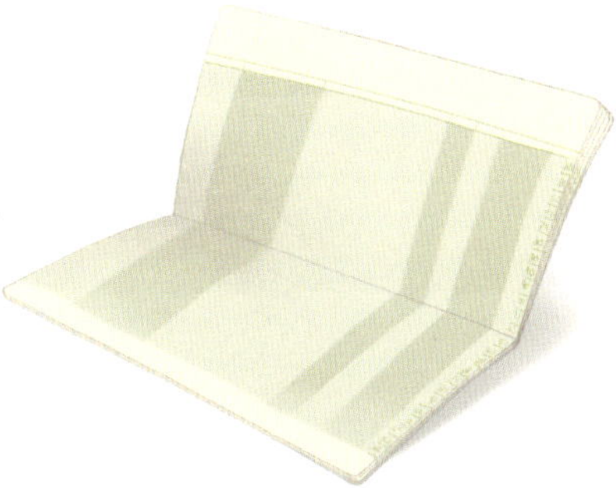
① 대장　② 탑승장　③ 대중교통　④ 석빙고

② → ? → 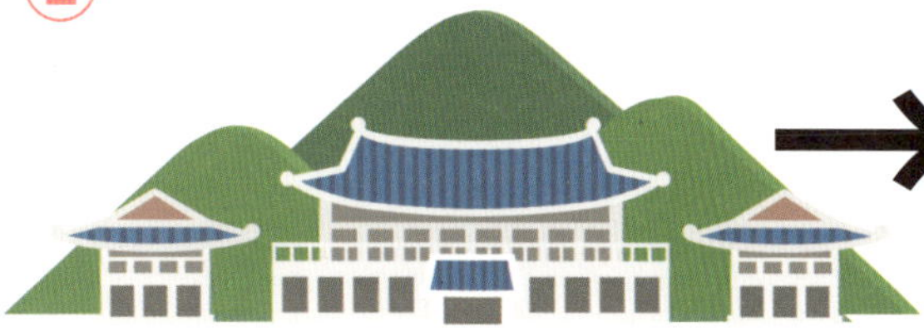 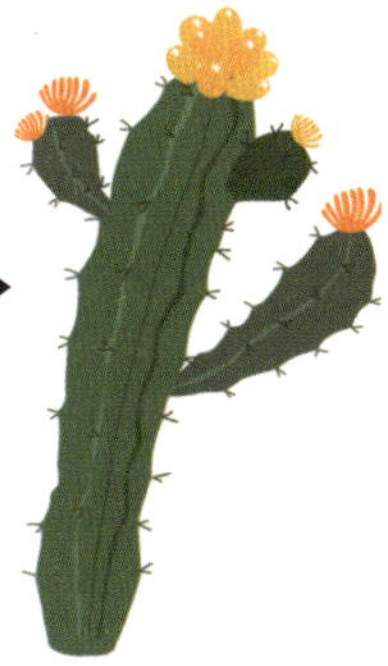
① 대기만성　② 대각선　③ 문풍지　④ 문지기

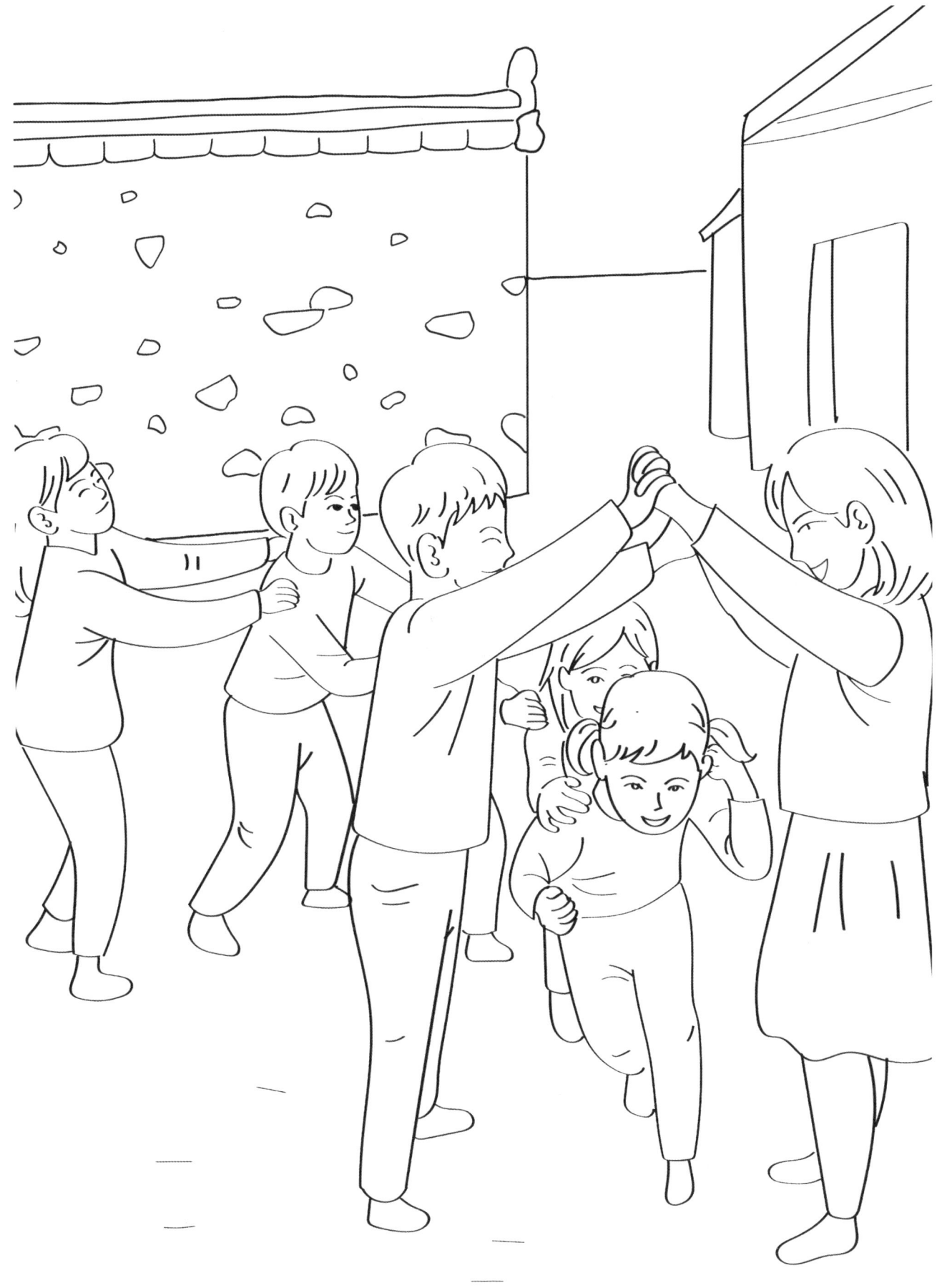

실뜨기

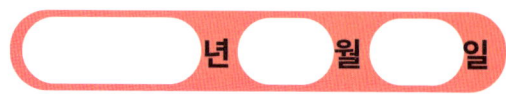

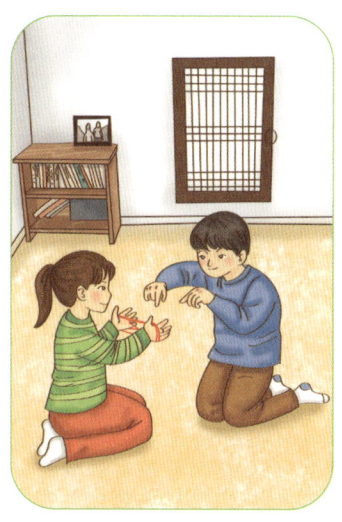

회상

- 실뜨기는 주로 누구와 하셨어요?

- 실뜨기할 때 사용한 실은 어떤 실이었어요?

- 실뜨기와 관련된 추억을 적거나 이야기해 보세요.

인지 활동

1. 다음 중 실이나 줄이 사용된 놀이만 골라 번호에 ○ 해 주세요.
2. 놀이 이름을 적거나 이야기해 보세요.

①

②

③

④

⑤

⑥

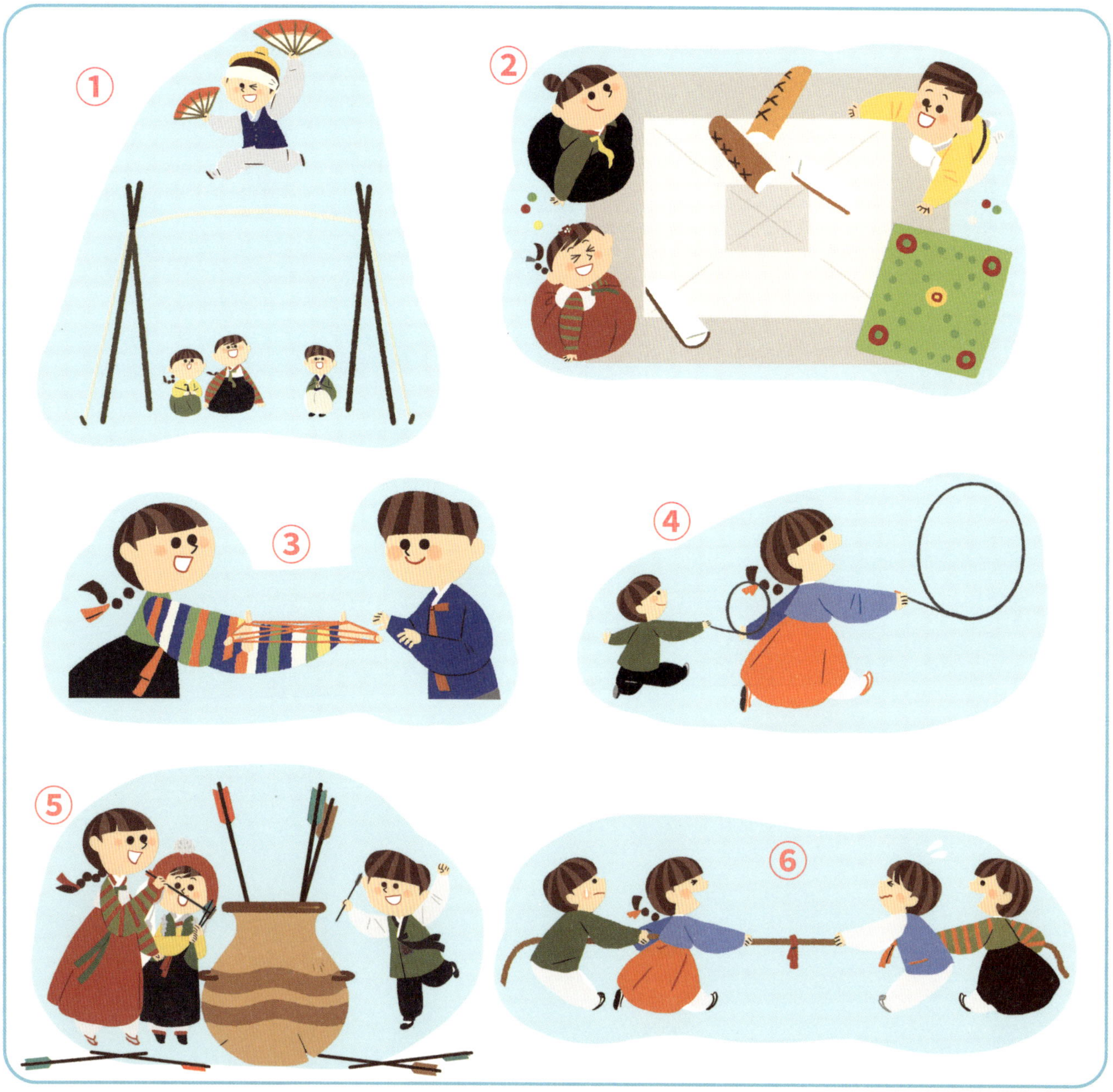

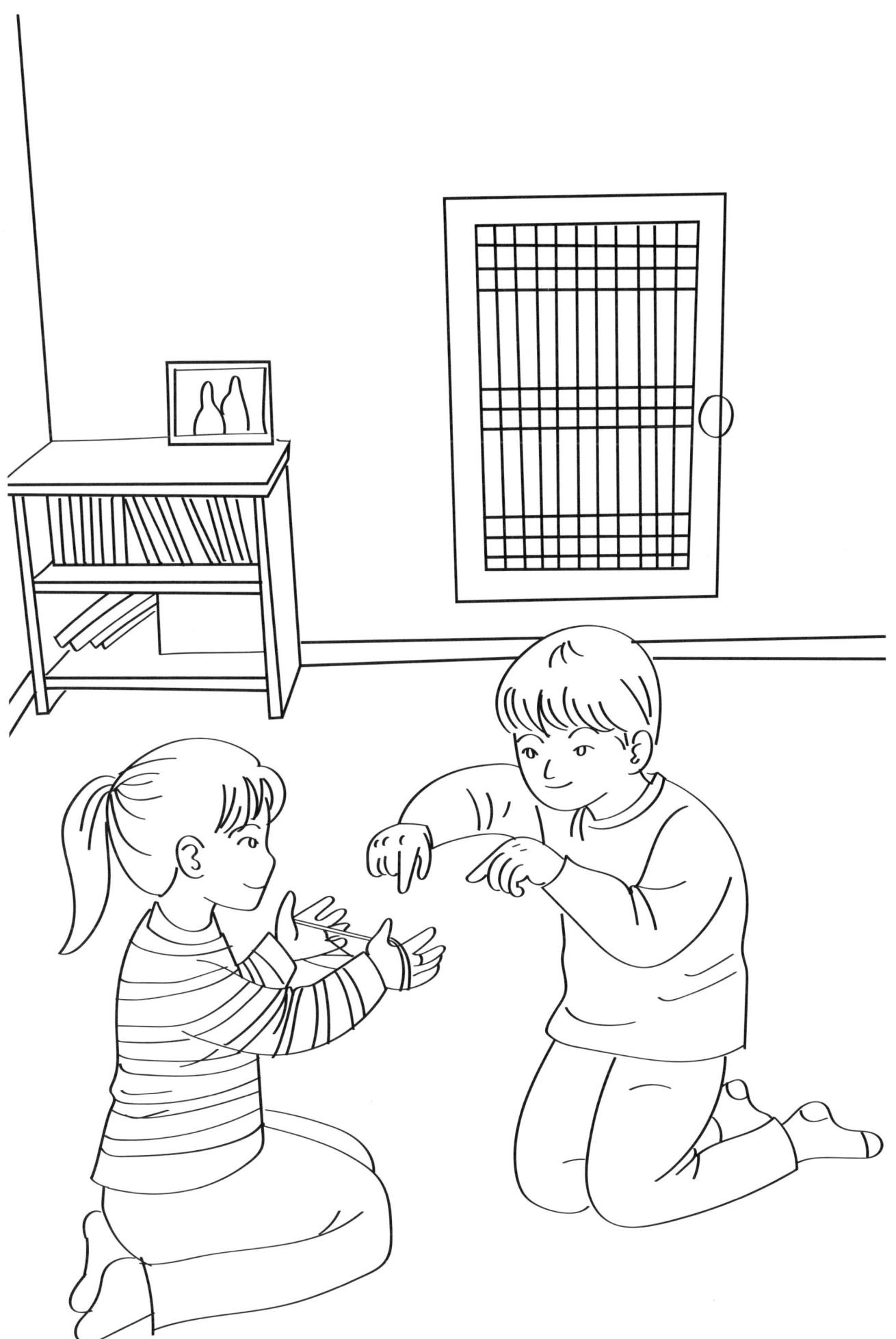

홀짝 놀이

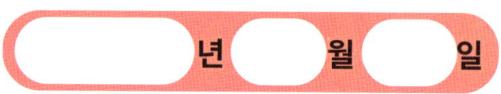 년 월 일

회상

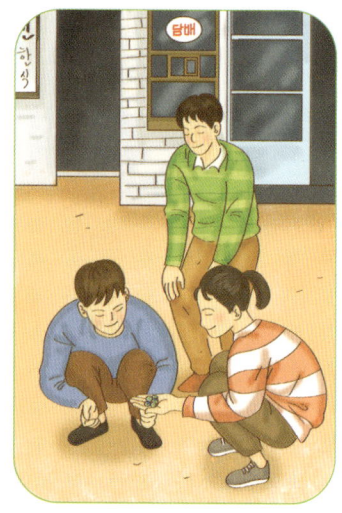

- 홀짝 놀이는 무엇을 가지고 하셨나요?

- 홀짝 놀이는 누구와 하셨어요?

- 홀짝 놀이 방법을 적거나 이야기해 보세요.

인지 활동

왼쪽 그림을 더하면 홀이 되면 빈칸에 △를, 짝이 되는 빈칸에는 □를 해주세요.

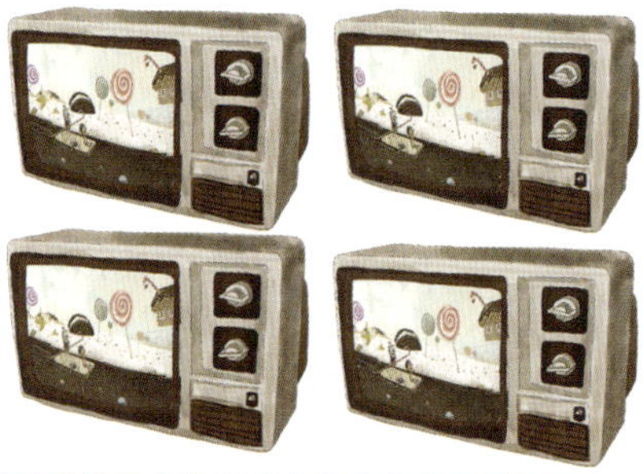

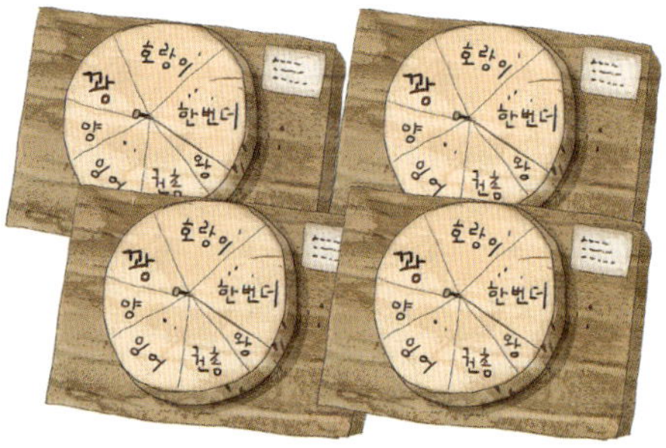

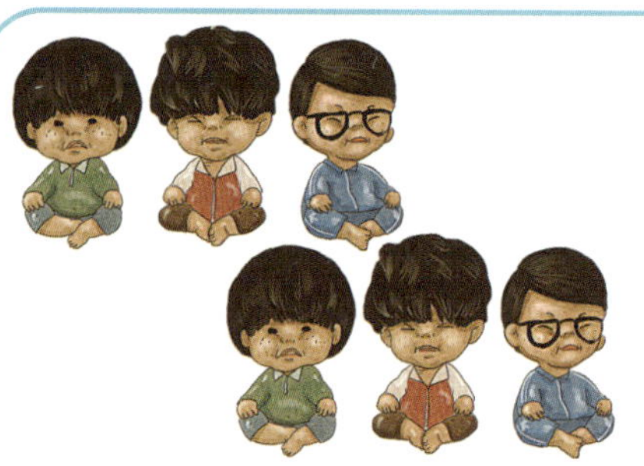

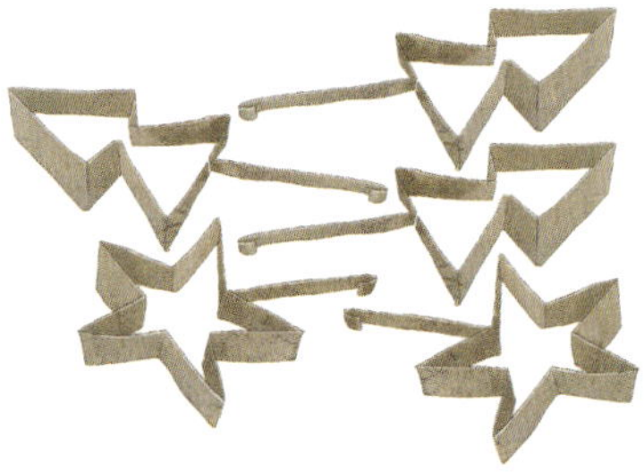

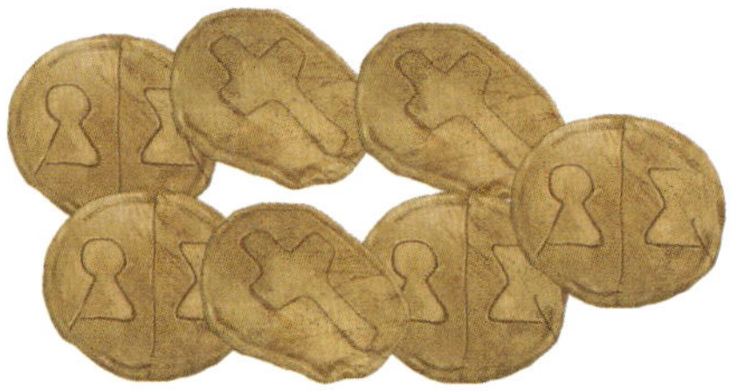

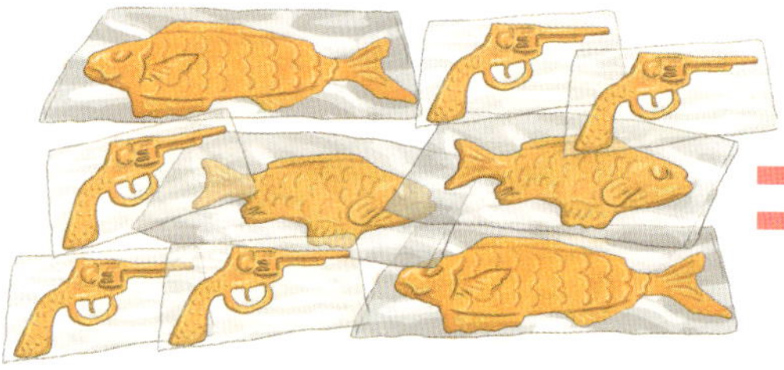

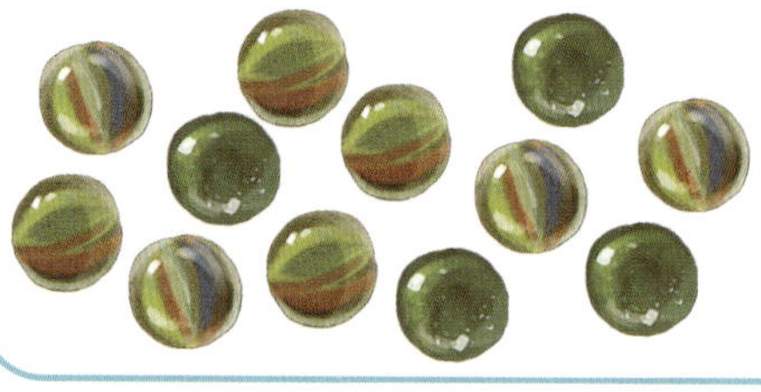

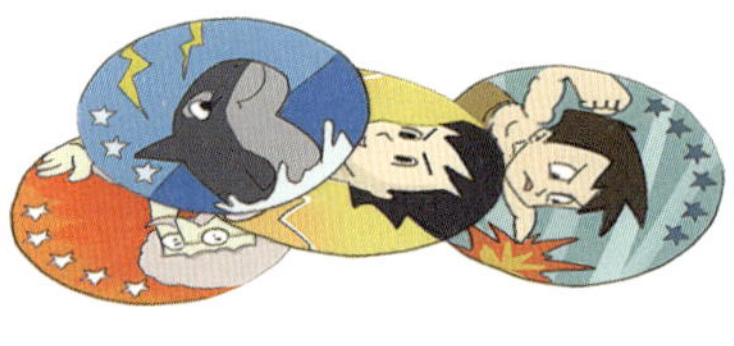

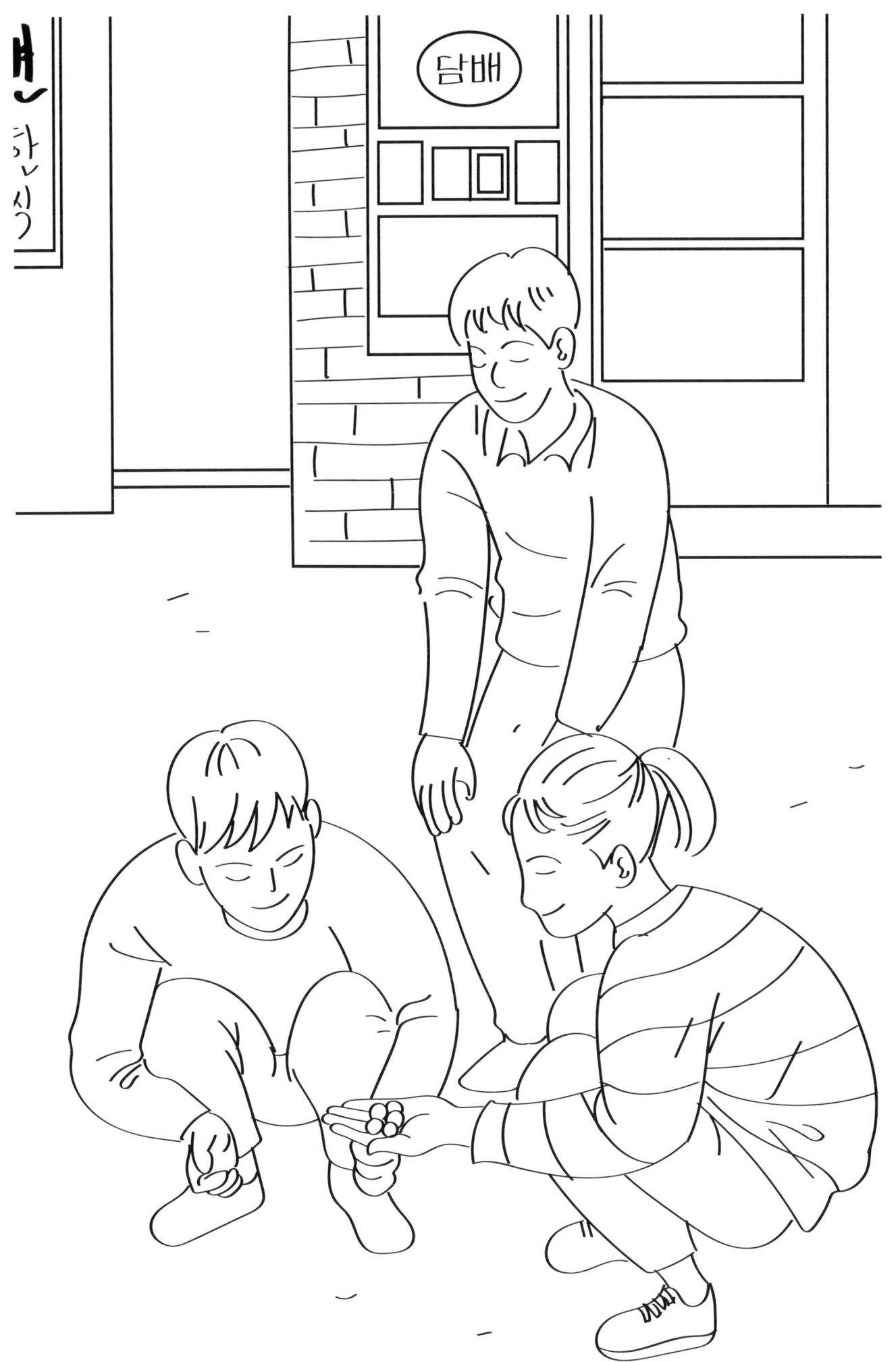

산딸기

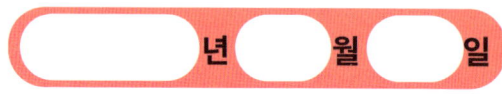

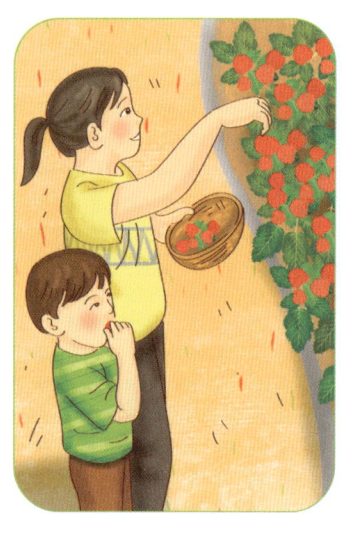

회상

- 산딸기는 몇 월에 따러 다니셨나요?

- 산딸기를 먹는 방법에는 어떤 방법이 있나요?

- 산딸기 외에 열매를 따먹던 과실에는 어떤 것이 있었나요?

인지 활동

1. 보기와 같이 선을 따라 사다리타기로 내려가서 관련 있는 것끼리 연결해 주세요. (사다리타기 : 세로선을 따라 아래로 긋다가 가로선을 만나면 오른쪽이나 왼쪽으로 사다리를 타고 한 칸을 이동합니다.)

2. 그림 위에 단어 이름을 적어주세요.

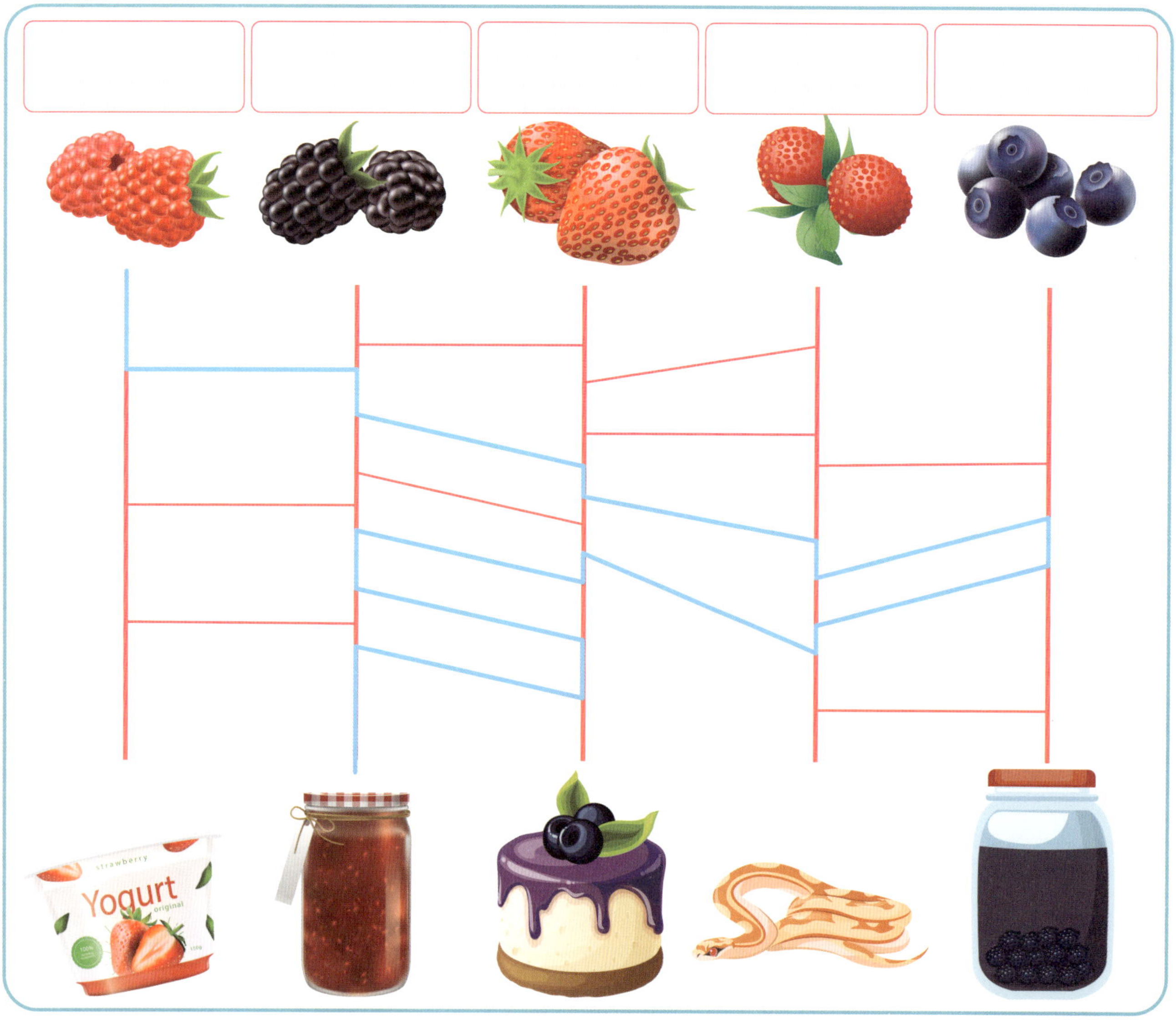

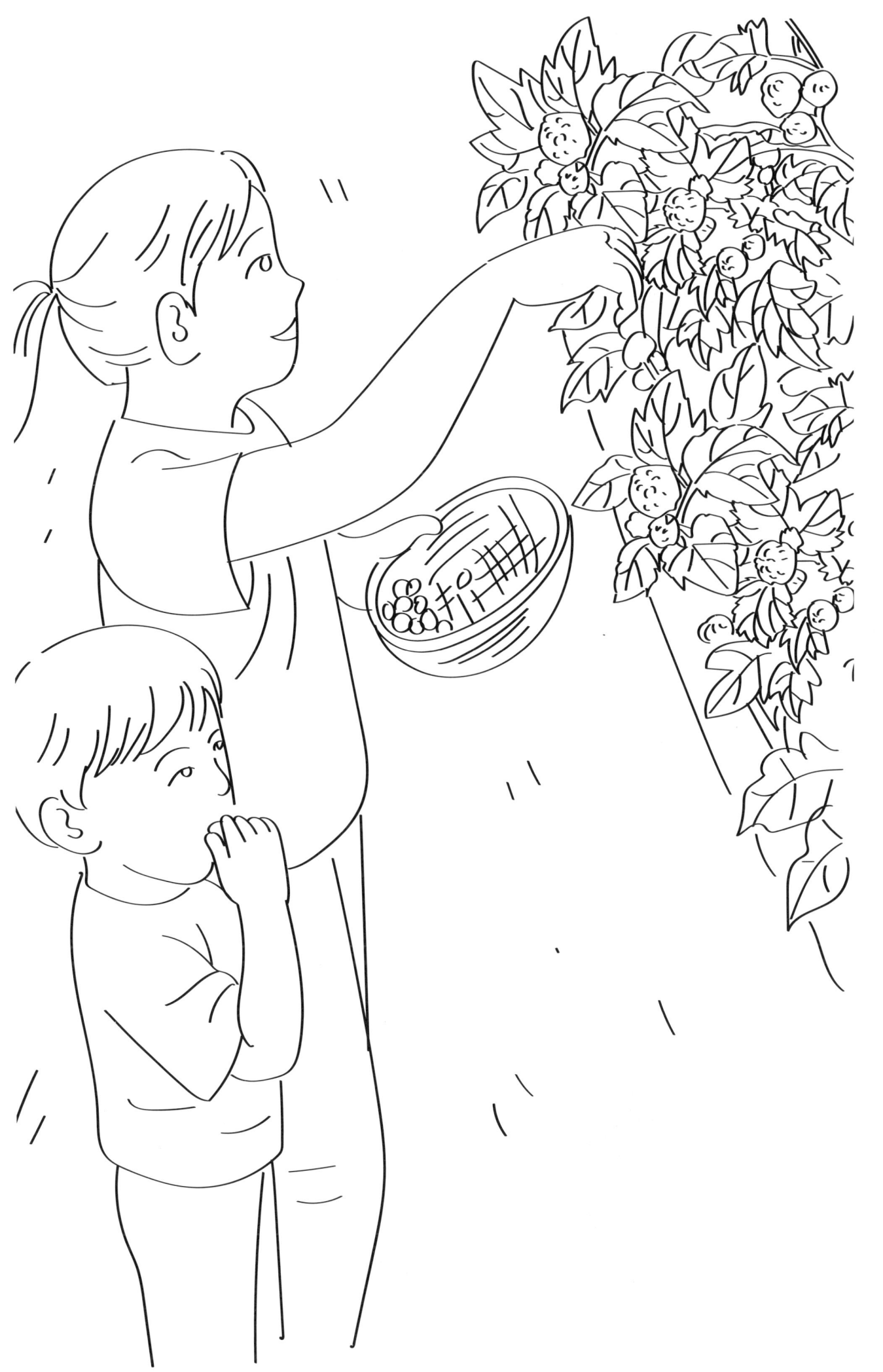

오징어 게임

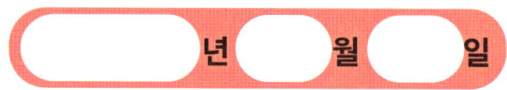 년 월 일

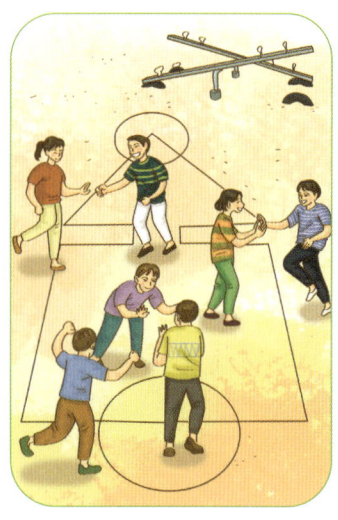

회상

- '오징어 게임'을 고향에서는 무슨 게임이라고 불렀나요?

- 오징어 게임은 누구와 어디에서 하셨어요?

- 오징어 게임 규칙 중 어떤 규칙이 생각나세요?

인지 활동

1. 오징어와 관련 있는 그림은 가운데 오징어 그림과 연결해 주세요.
2. 그림 아래에 단어 이름을 적어보세요.

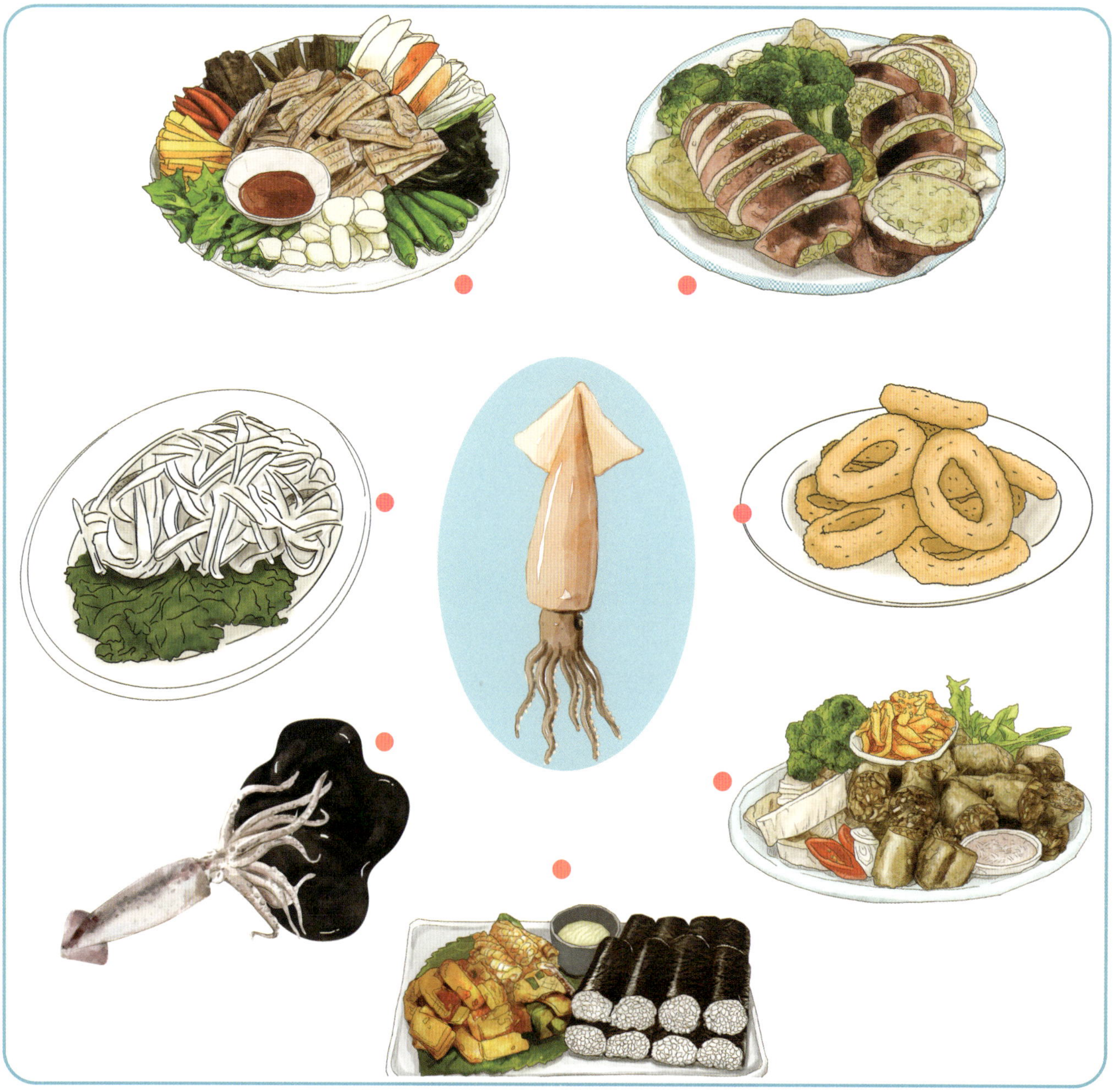

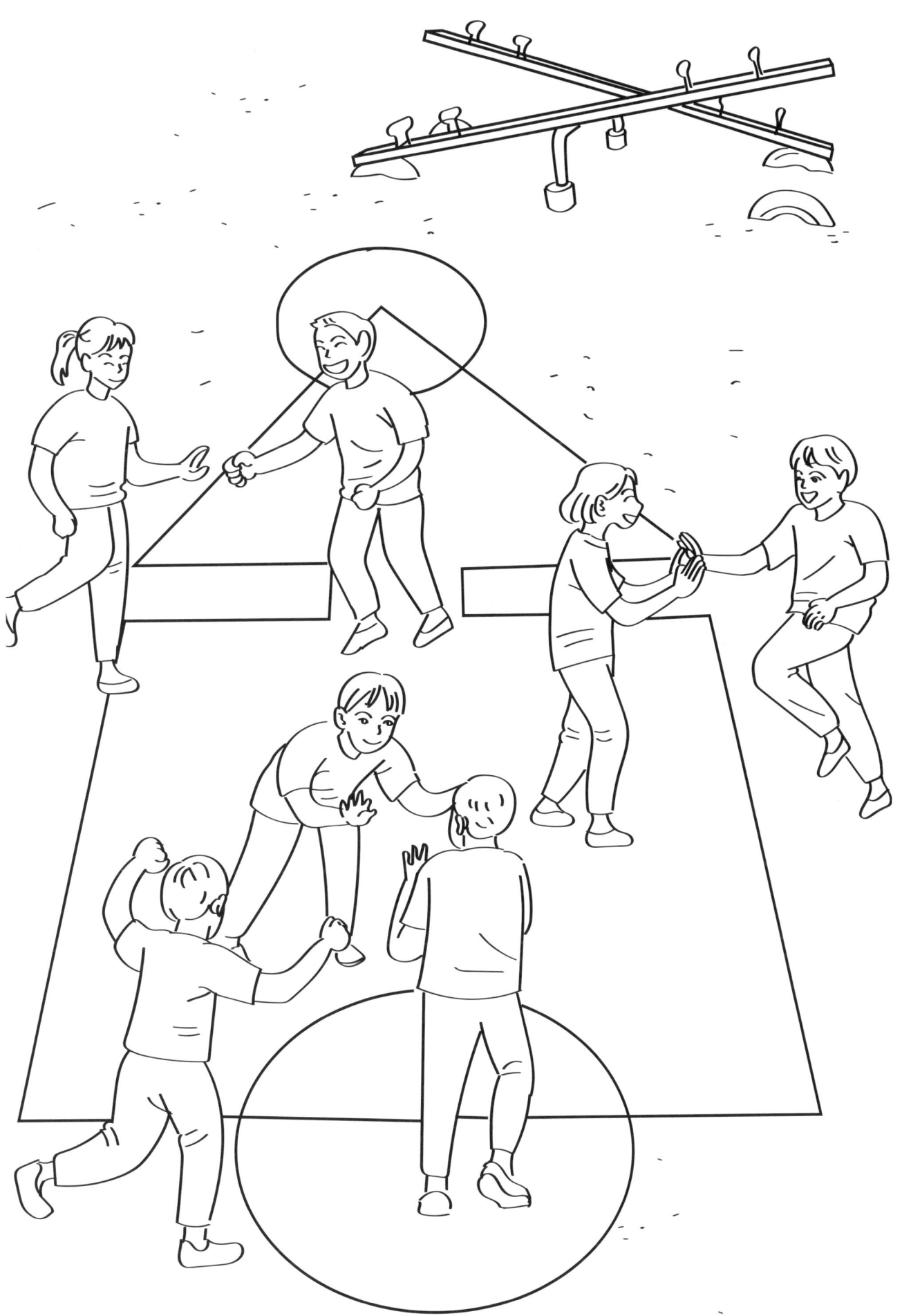

무궁화꽃이 피었습니다

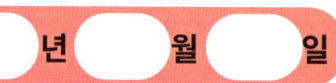 년 월 일

회상

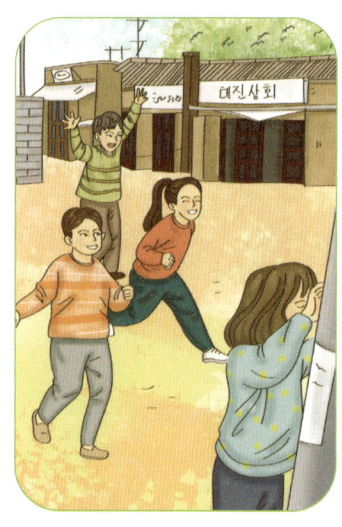

- '무궁화꽃이 피었습니다' 게임은 누구와 어디에서 주로 하셨나요?

- '무궁화꽃이 피었습니다'는 어떻게 하는 놀이인가요?

- 움직임을 들킨 사람이 살 수 있는 방법은 어떤 방법이 있었나요?

인지 활동

아래 그림 중에는 같은 무궁화 그림이 두 개 있습니다. 같은 그림 두 개를 찾아 번호에 ○ 해 주세요.

① ② 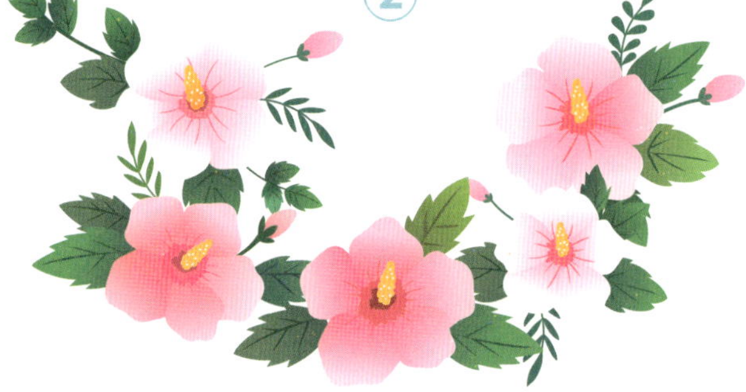 ③ 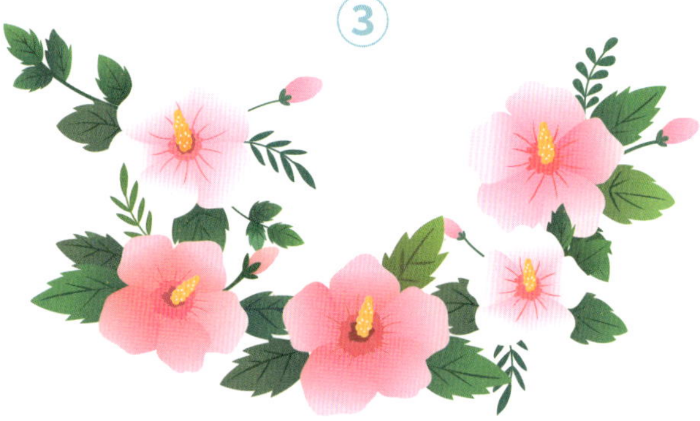 ④ 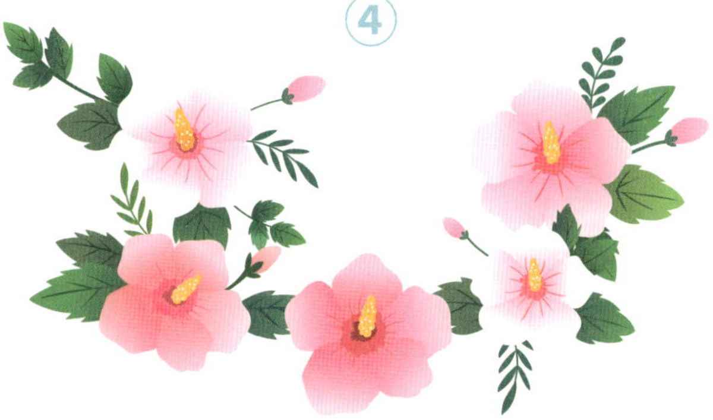 ⑤ 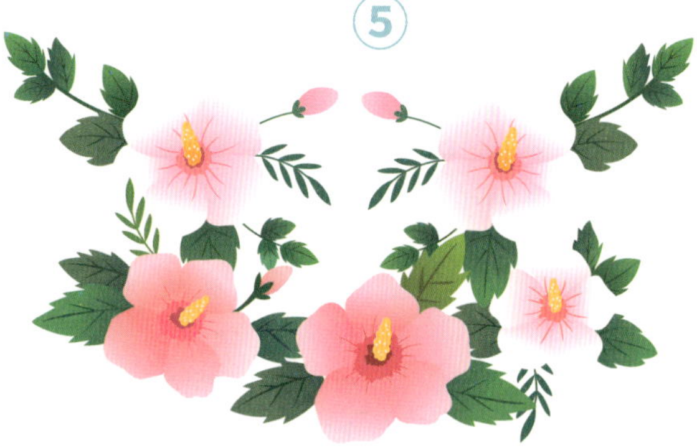 ⑥

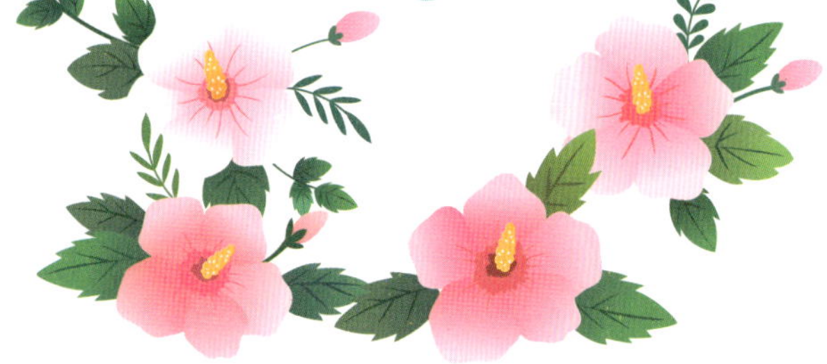

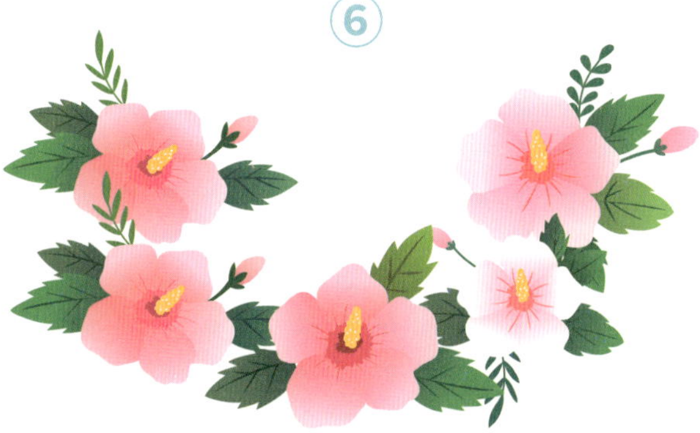

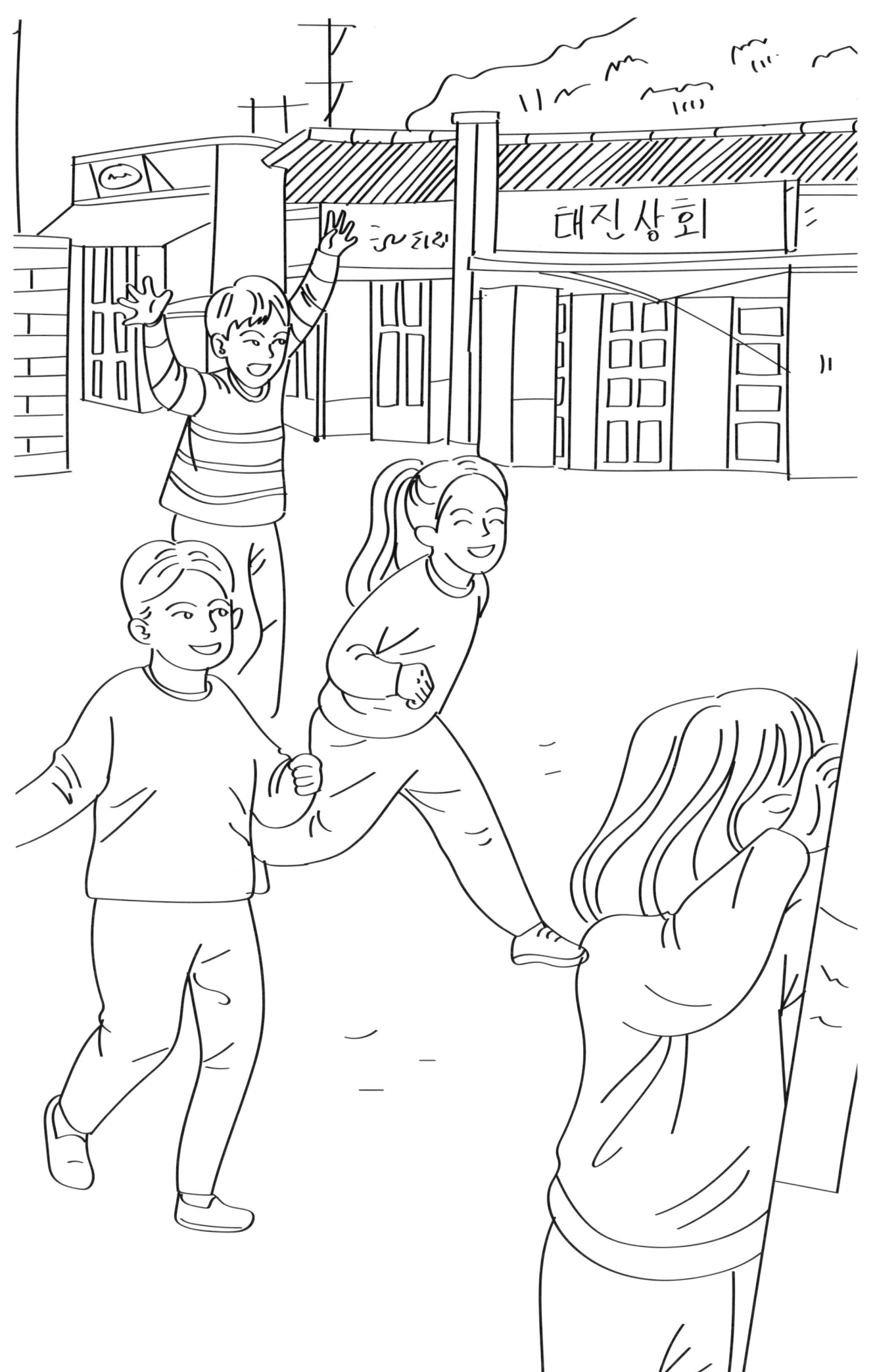

기차 여행

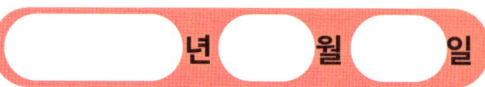 년 월 일

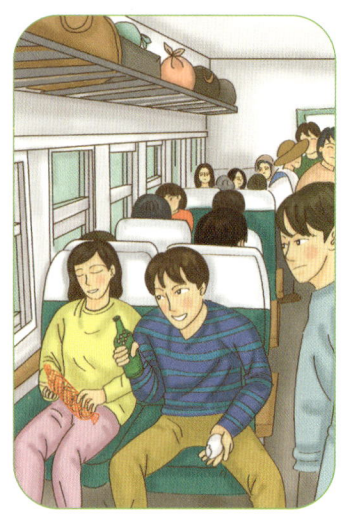

회상

- 언제 기차를 처음 타보셨어요?
- 기차를 타고 주로 어디를 가셨어요?
- 기차를 타면 먹었던 간식을 적거나 이야기해 보세요.

인지 활동

가격표를 보고 각 문제당 얼마를 내면 되는지 계산해 보세요.

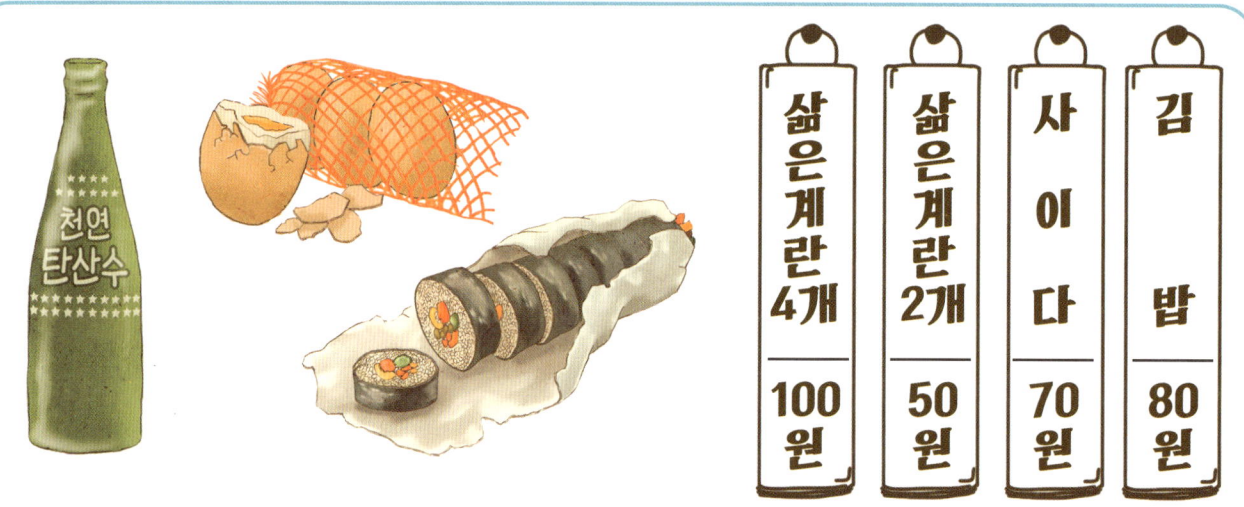

삶은계란 4개	삶은계란 2개	사이다	김밥
100원	50원	70원	80원

1. 아빠는 계란 2개, 엄마는 계란 1개, 철이는 계란 1개를 먹으려고 합니다. 사이다는 1병을 사서 네 명이 나눠마시려고 하면 총 얼마를 내야 할까요?

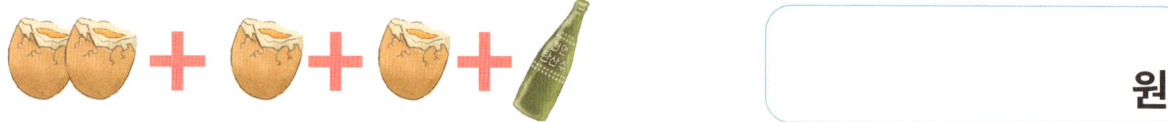

___ 원

2. 아빠는 김밥 한 줄, 엄마는 계란 2개, 영이는 김밥 한 줄과 사이다 1병을 마시려고 합니다. 총 얼마를 내야할까요?

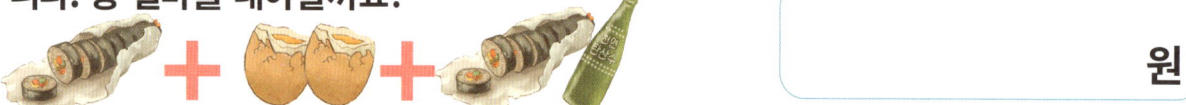

___ 원

3. 할머니는 계란 1개와 사이다 1병, 아빠는 계란 3개와 사이다 반병, 철수는 김밥 한 줄과 계란 2개를 먹으려고 합니다. 총 얼마를 내면 될까요?

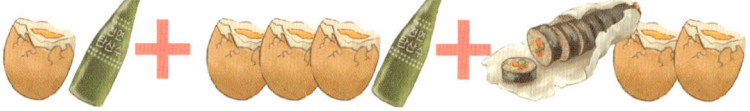

___ 원

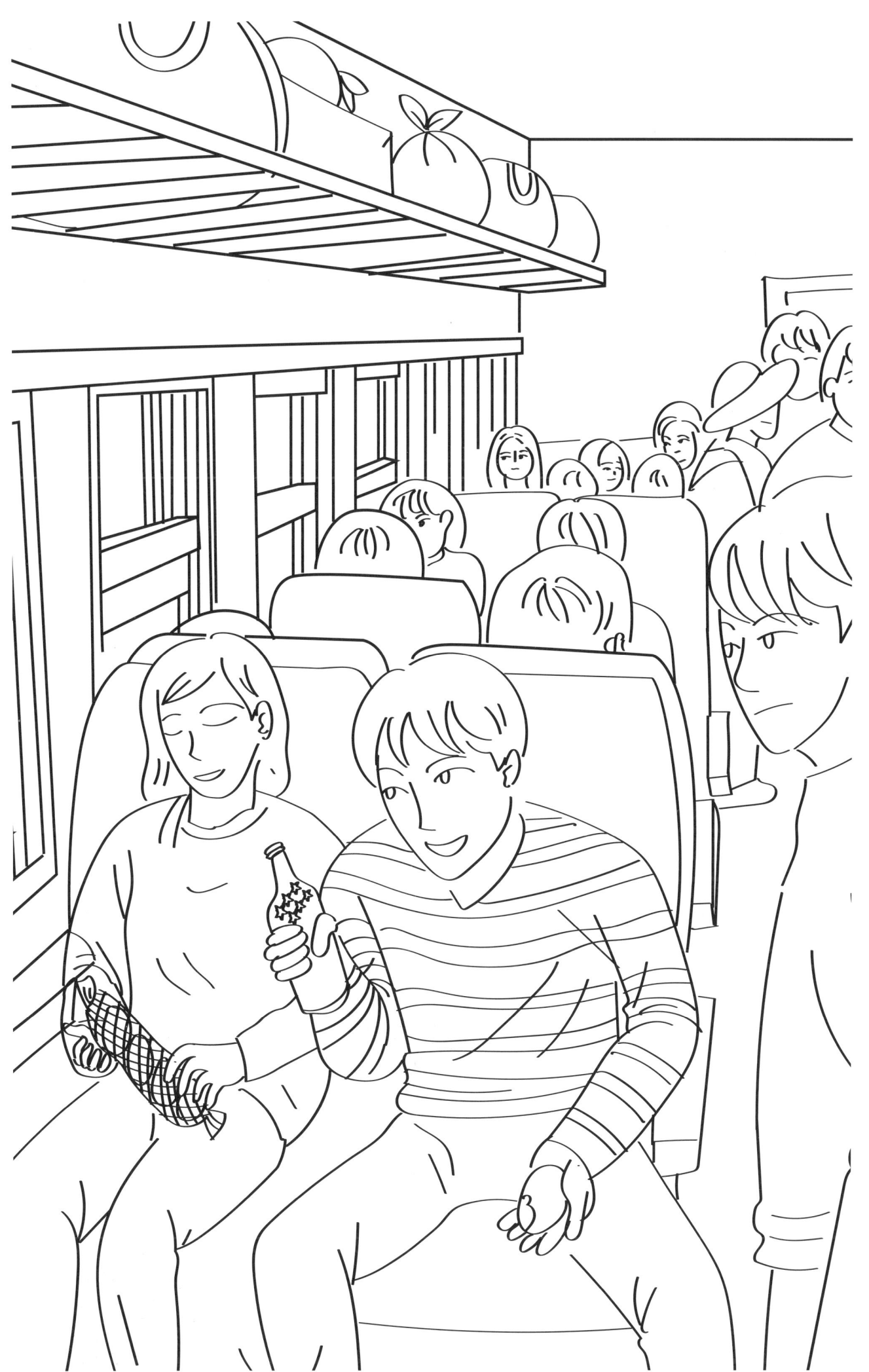

다 방

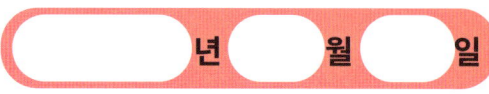

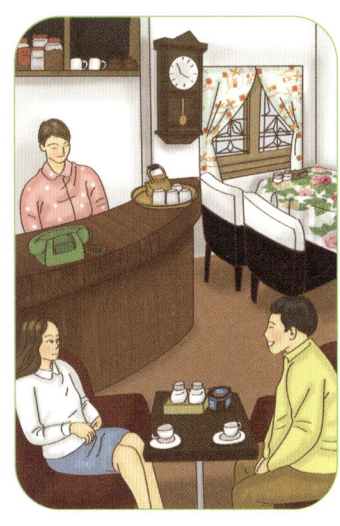

회상

- '다방' 하면 무엇이 제일 기억에 남으세요?

- 다방에서 만났던 사람 중에 가장 기억에 남는 사람은 누구인가요?

- 다방에 있던 물건 중 생각나는 물건을 적어보세요.

인지 활동

위의 추억의 장소와 어울리는 물건을 아래 그림에서 찾아 선으로 연결해 주세요.

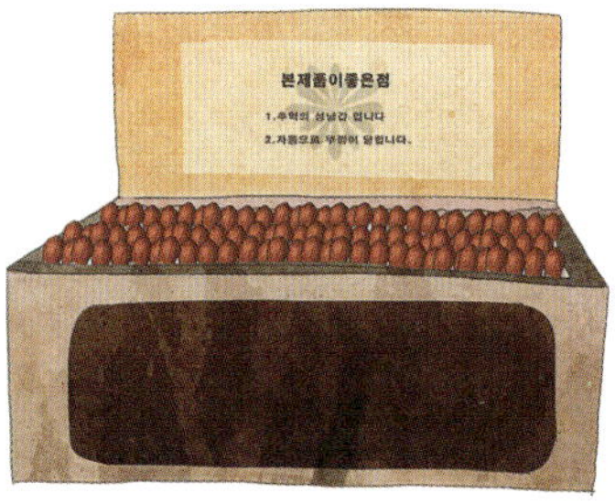

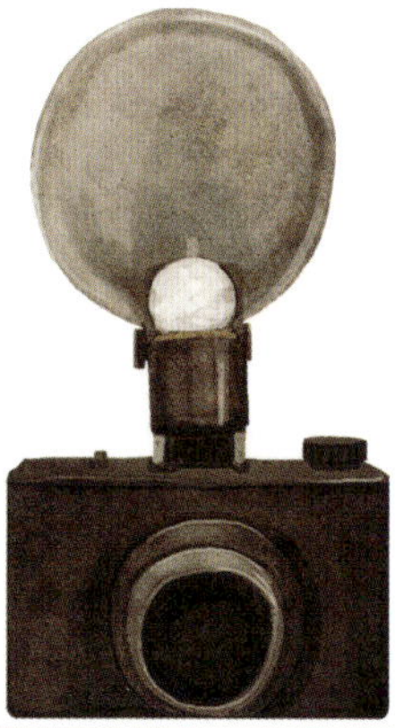

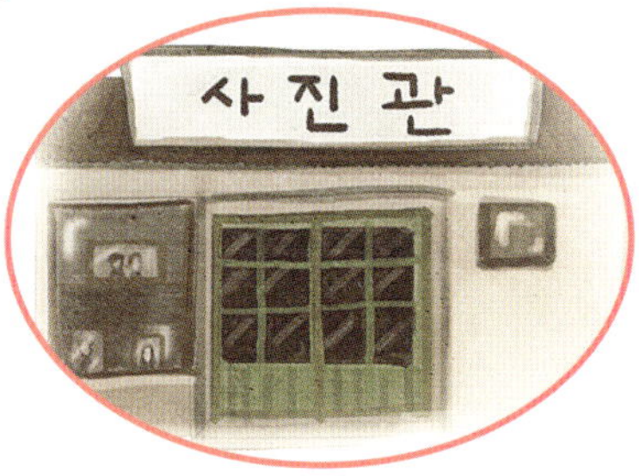

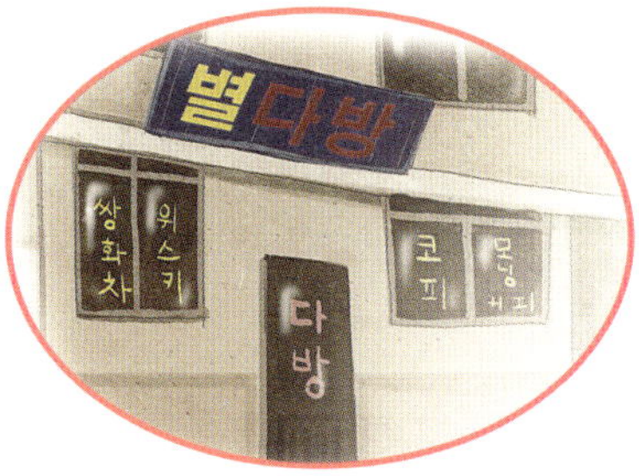

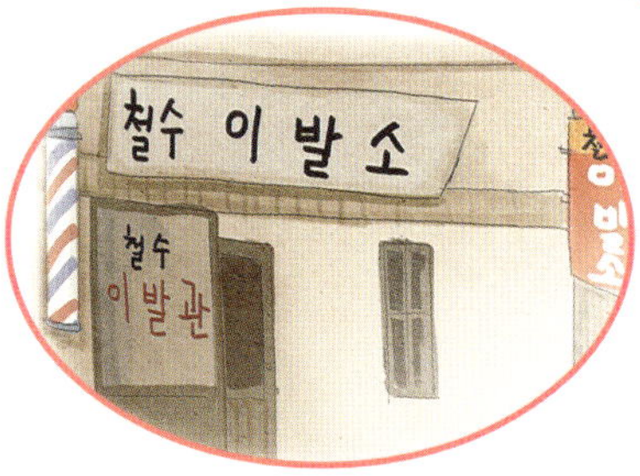

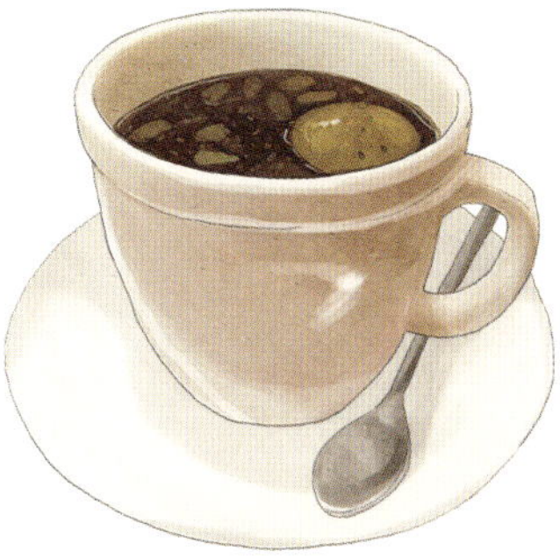

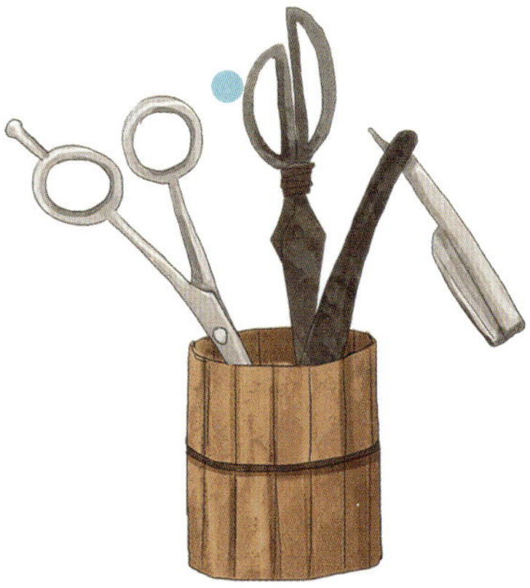

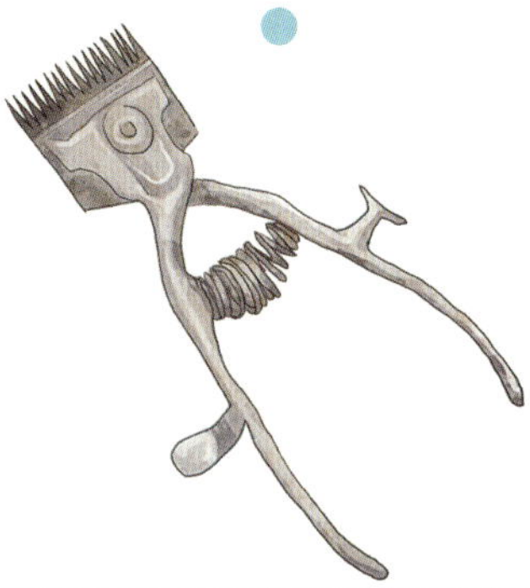

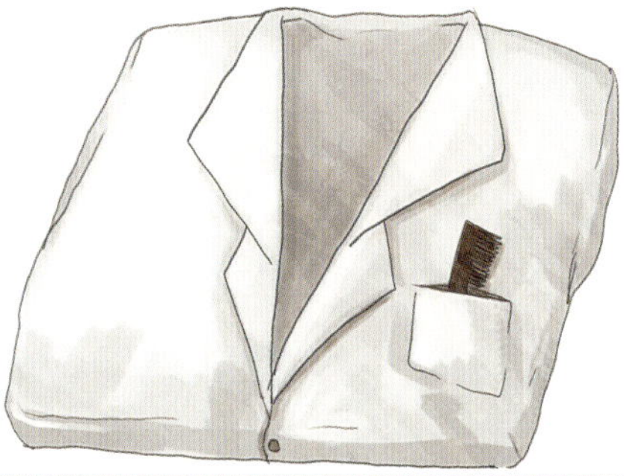

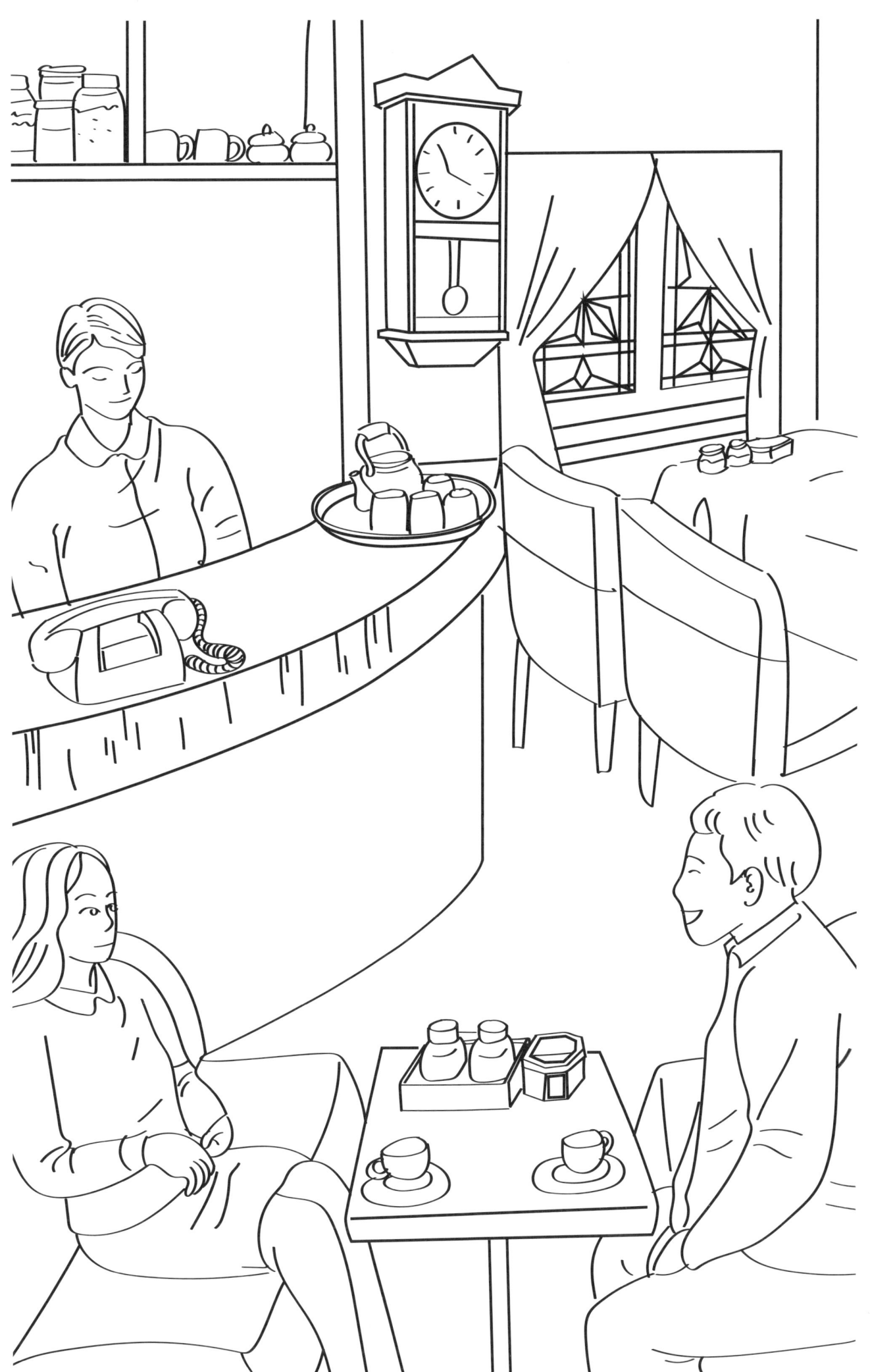

박 터트리기

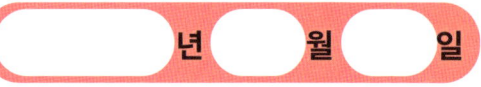

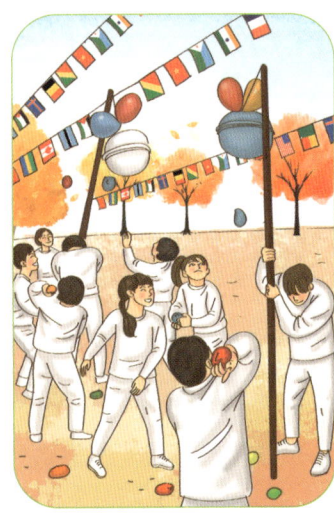

회상

- 운동회 때 콩 주머니는 무슨 재료로 만드셨어요?

- 박 터트리기 방법에 대해 적어보세요.

- 운동회 때 가장 좋아했던 경기와 싫어했던 경기를 적어 보세요.

인지 활동

1. 다음 중 달리면서 하는 경기가 아닌 경기에 X 해 주세요.
2. 경기 이름을 그림 아래에 적거나 이야기해 보세요.

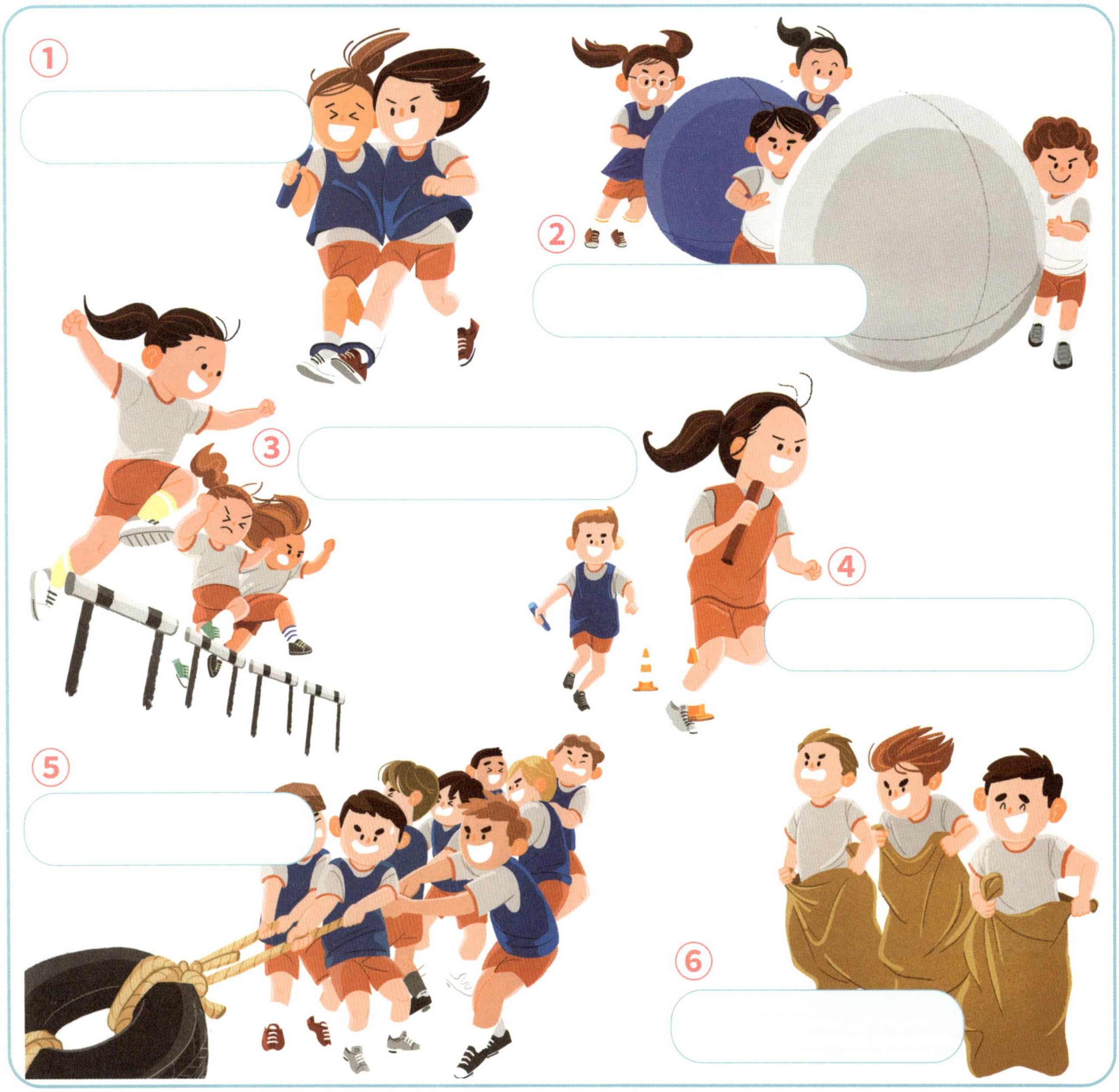

①
②
③
④
⑤
⑥

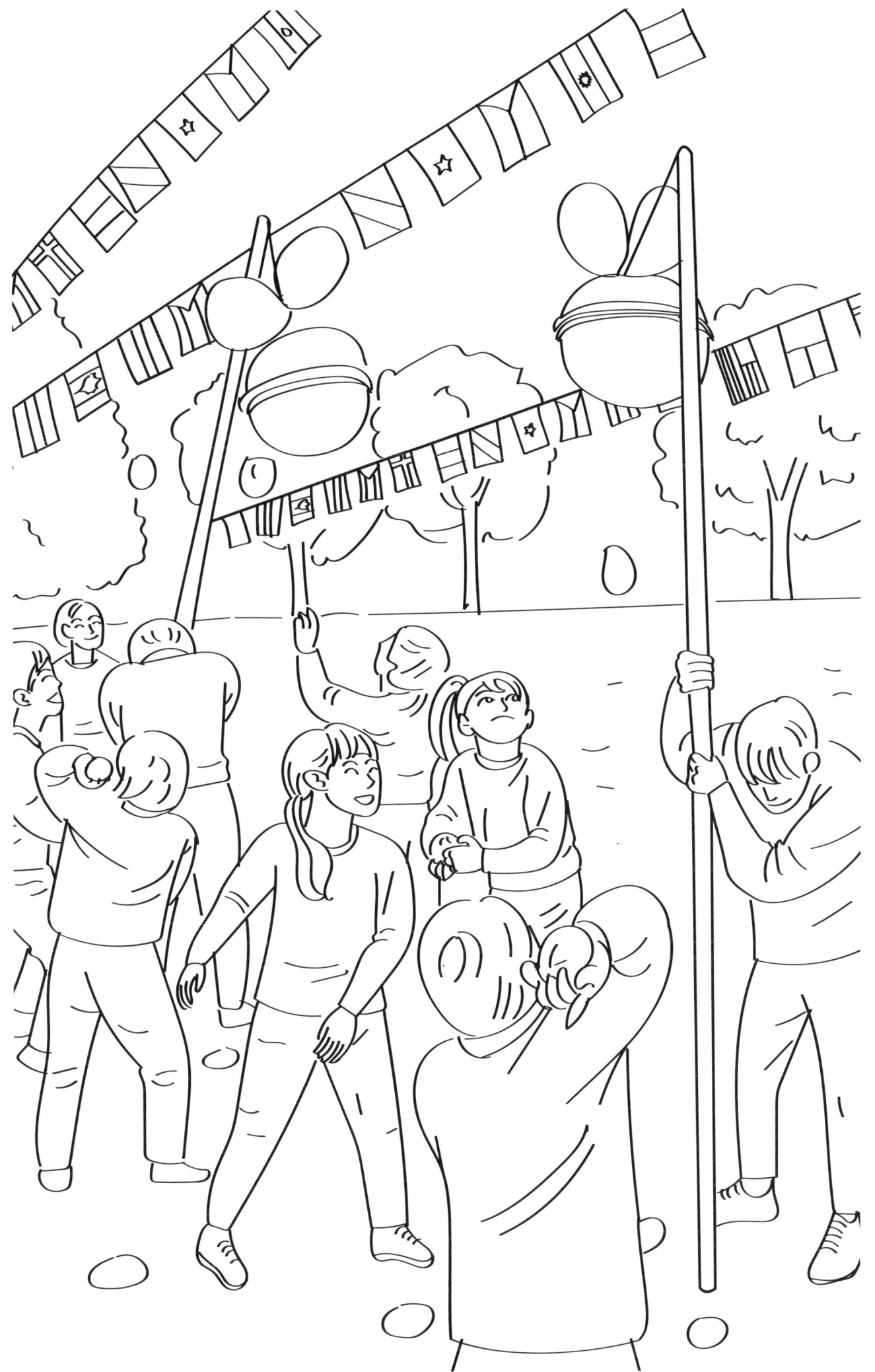

치매예방을 위한 회상활동

추억 색칠하기 + 인지 워크북 - 추억놀이편 플러스

그때 그 시절

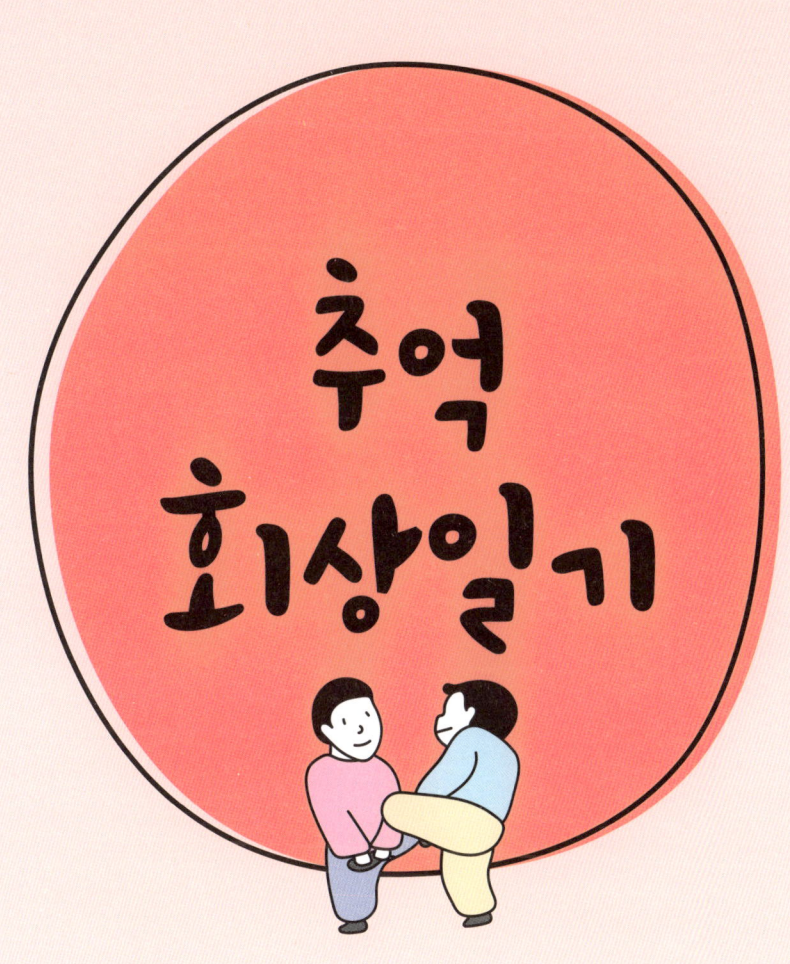

추억 회상일기 쓰는 법

**오래 전 장기기억들을 회상하는 훈련도 치매예방에 매우 중요합니다.
다음 소재들을 참고로 하여 과거의 기억나는 일들을 회상해 보세요.
주제별로 회상일기도 적어보세요.**

첫사랑	소풍	좋아하던 노래	좋아했던 가수
결혼식	기억나는 선생님	어릴 때 놀이	별명
어머니	아버지	할머니/할아버지	화장실
배고팠던 기억	좋아했던 음식	첫 직장	혼났던 일
내가 좋아한 사람들	나를 좋아해준 사람들	젊은 시절 특기	자녀가 태어난 날
예방주사	내 집 마련	불 / 물	과일 서리
심부름	친척들	명절날	행복했던 기억들
손녀 손자	아이들 결혼식	태풍/홍수	칭찬받은 기억
곤충잡기	부모의 가르침	좋아했던 배우	배웠던 기술
좋아했던 공부	친구와의 일탈	동물 관련 추억	슬펐던 기억
기억에 남는 영화	기억에 남는 드라마	기억나는 여행지	연애
기억나는 선물	아끼던 옷	자녀의 어릴 때 장점	뿌듯한 자녀
태몽	계절 관련 일화	어릴 때 단짝 친구	고향
군대생활	반려동물	부모의 생애	집안 행사
작명	시집살이	처갓집	민간요법
부모님이 좋아하셨던 음식	특별한 선물	어릴 때 형제자매	이사
기억나는 이웃	새 옷	아들/딸	마을 행사

추억 회상일기

제목: _____

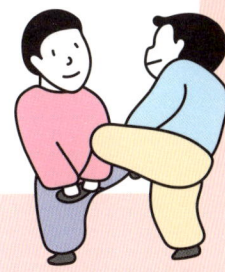

제목: _____

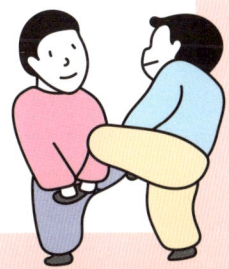

추억 회상일기

제목: _____

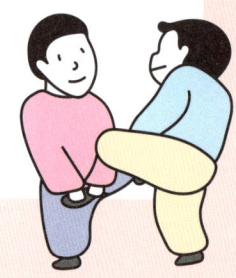

제목: _____

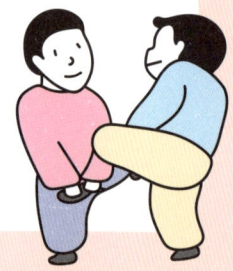

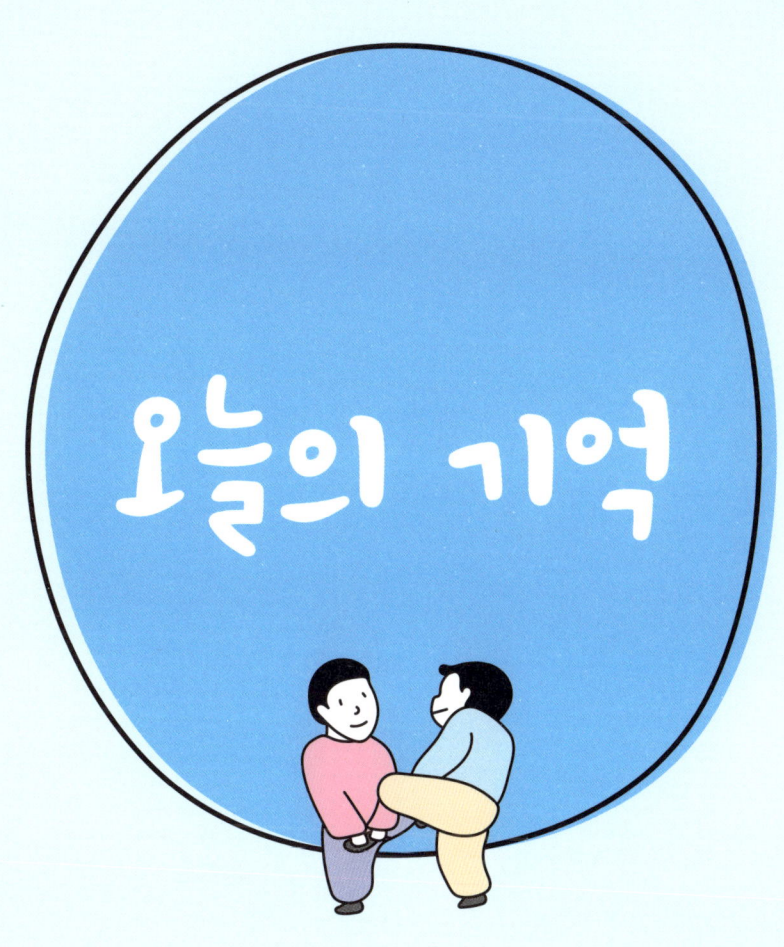

오늘의 기억

년　　월　　일　　요일　　날씨

기상시간			
식사 시간	아침	점심	저녁
오늘 먹은 음식			
만난 사람			
방문한 곳			
오늘 입었던 옷			
사용한 돈	사용한 곳		금 액
기억에 남는 일			

오늘 나의 감정

오늘의 기억

년　　　월　　　일　　요일　　　날씨

기상시간			
식사 시간	아침	점심	저녁
오늘 먹은 음식			
만난 사람			
방문한 곳			
오늘 입었던 옷			
사용한 돈	사용한 곳		금　액
기억에 남는 일			

오늘 나의 감정

오늘의 기억

년   월   일   요일   날씨

기상시간			
식사 시간	아침	점심	저녁
오늘 먹은 음식			
만난 사람			
방문한 곳			
오늘 입었던 옷			
사용한 돈	사용한 곳		금 액
기억에 남는 일			

오늘 나의 감정

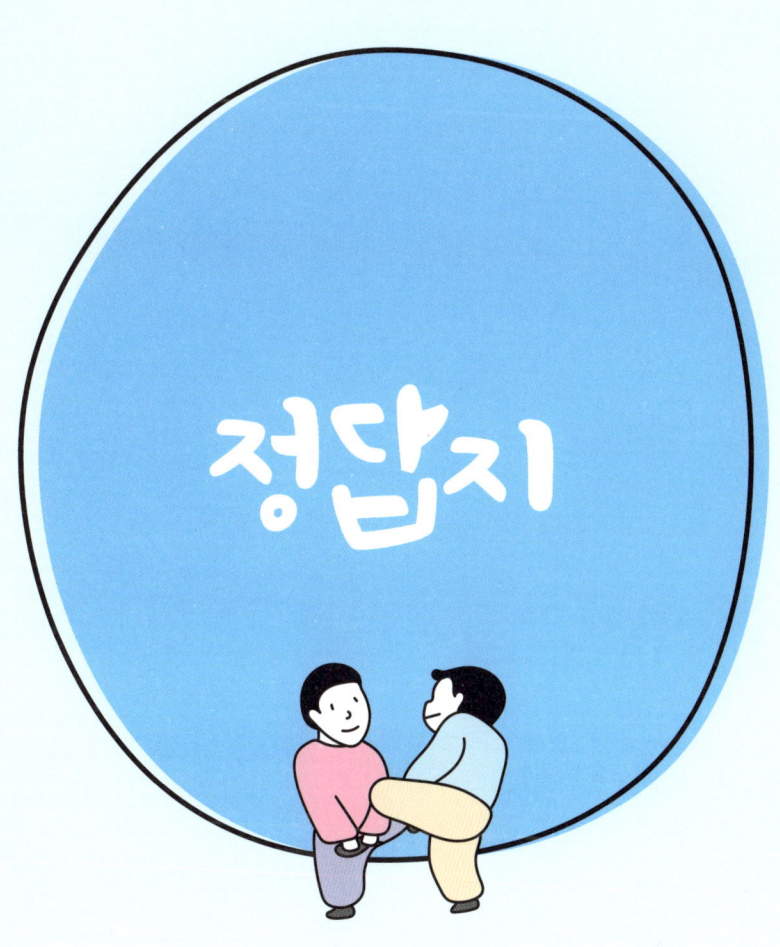

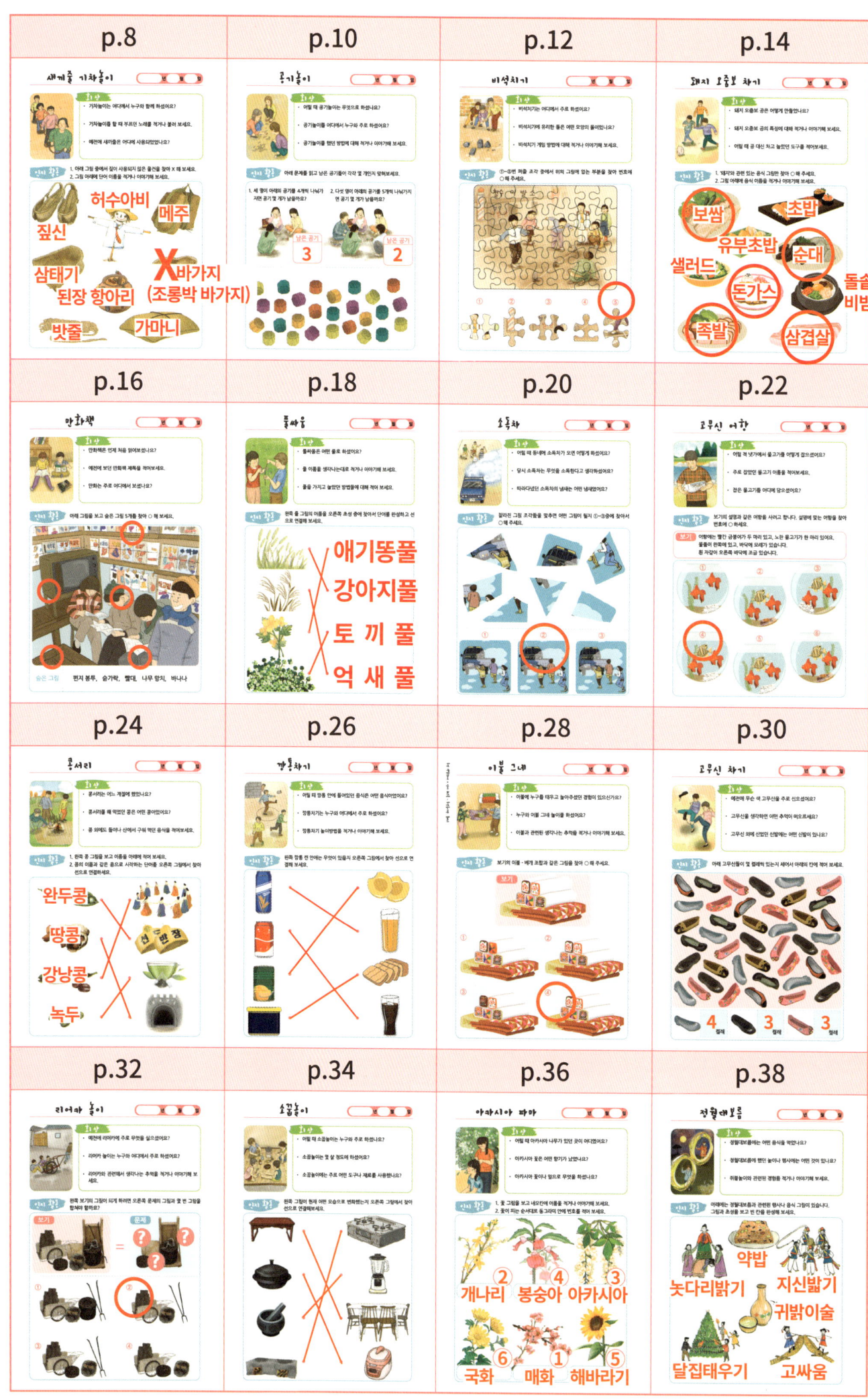

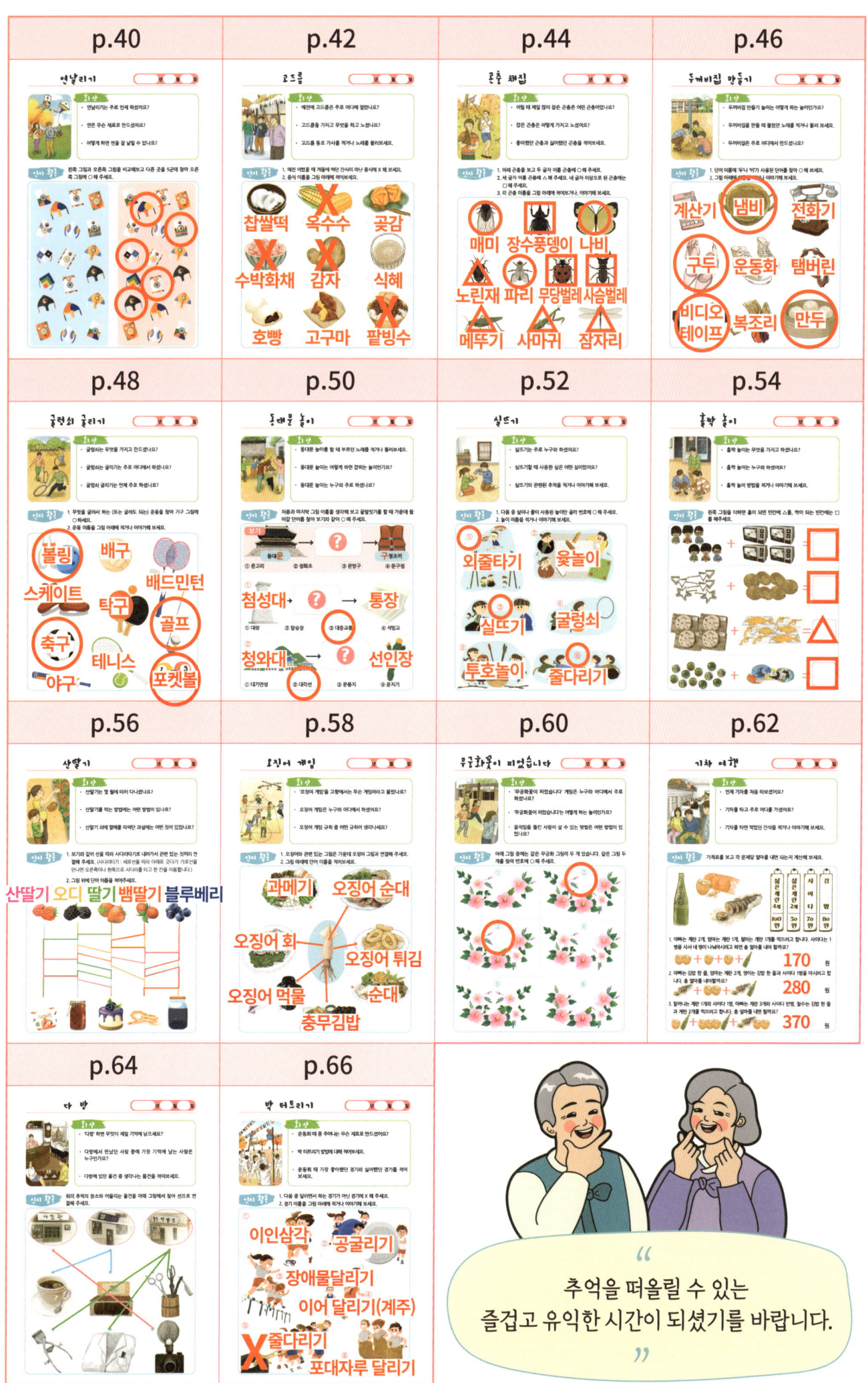

저/자/소/개

윤소영 on-edu@nate.com

건국대학교를 졸업하고, 건국대학교 교육대학원에서 학습·진로컨설팅 및 평가과정을 공부하며 유아에서 노인에 이르는 전 생애에 걸친 다양한 교육의 필요성을 더욱 절감하게 되었다. 현재 (주)한국실버교육협회 대표이사, (주)하자교육연구소 및 하자교육컨설팅 대표, 한국영상대학교 외래교수로 재직하고 있고 장기요양기관 심사위원으로도 활동하였다. 치매예방 및 노인을 위한 교재, 교구를 개발·보급하면서 치매예방 온라인교육 플랫폼 인지넷, 내봄 평생교육원도 함께 운영하고 있다. 주요 저서로는『치매예방과 관리』『치매예방을 위한 뇌훈련 실버인지놀이 워크북 01권, 02권, 03권』『치매예방을 위한 회상활동 추억 색칠하기+인지 워크북』『치매예방을 위한 회상활동 추억 색칠하기+인지 워크북 – 추억놀이편』『치매예방을 위한 뇌훈련 실버인지 속담놀이 워크북』『치매예방 두뇌 트레이닝 추억의 퀴즈 테마 워크북 1권, 2권』『노인회상 이야기카드』『마음읽기 감정카드』『추억놀이 회상카드』『실전 전래놀이 운영 프로그램』『재미있고 실용적인 시니어 책놀이 운영 프로그램』『실버 인지미술 운영 프로그램』『자녀에게 남기는 인생 기록 부모 자서전』『공감대화를 위한 사진 질문카드』『단어 상식&어휘력 향상 두뇌운동 단어퀴즈 워크북』등이 있다.

치매예방을 위한 회상활동

추억 색칠하기+인지 워크북 - 추억놀이편 플러스

1판 1쇄 발행 ● 2022년 1월 12일
1판 6쇄 발행 ● 2025년 2월 26일

지 은 이 ● 윤소영
펴 낸 곳 ● **(주)한국실버교육협회**
　　　　　경기도 성남시 분당구 운중로 122 601호
디 자 인 ● (주)경상매일신문 디자인사업국
대표전화 ● 02-313-0013
홈페이지 ● www.ksea.co.kr
　　　　　www.injinet.kr
이 메 일 ● ksea7777@daum.net
I S B N ● 979-11-973079-3-5

정가 13,000원

이 책 내용의 일부 또는 전부를 사용하려면 반드시 저작권자와 (주)한국실버교육협회 양측의 동의를 얻어야 합니다. 동의 문서 없이 일부 또는 전부를 무단으로 전재하거나 복제할 경우 저작권법에 따라 처벌을 받게 됩니다.

저자와의 협약으로 인지는 생략합니다.
파본은 구입처에서 교환해 드립니다.